JINGSHEN JIANKANG SHEHUI GONGZUO SHIWU ZHINAN:
"CHENGDU" MOSHI DE SHIJIAN

精神健康社会工作实务指南："CHENGDU"模式的实践

陈会全　李　超　主编
成都市利川社会工作服务中心　编

中国社会出版社
国家一级出版社 · 全国百佳图书出版单位
北京 · BEIJING

图书在版编目（CIP）数据

精神健康社会工作实务指南 ：“CHENGDU”模式的实践 / 陈会全，李超主编 ；成都市利川社会工作服务中心编．-- 北京 ：中国社会出版社，2025．5．-- ISBN 978-7-5087-7185-4

Ⅰ．R749-62

中国国家版本馆 CIP 数据核字第 2025SV0007 号

精神健康社会工作实务指南：“CHENGDU”模式的实践

责任编辑： 卢光花
责任校对： 张翠萍
装帧设计： 时　捷
出版发行： 中国社会出版社
（北京市西城区二龙路甲 33 号　邮编 100032）
印刷装订： 北京九州迅驰传媒文化有限公司
版　　次： 2025 年 5 月第 1 版
印　　次： 2025 年 5 月第 1 次印刷
开　　本： 170mm × 240mm　1/16
字　　数： 252 千字
印　　张： 15.5
定　　价： 60.00 元

本书得到成都市社会工作服务示范项目大力支持

编委会

前 言

精神卫生问题是影响经济社会发展的重大公共卫生问题和社会问题。近年来，随着经济和社会的不断发展，人们的工作压力和生活压力日渐增大，精神健康问题也越来越突出。

2017 年 10 月 26 日，民政部会同财政部、卫生计生委、中国残联起草的《关于加快精神障碍社区康复服务发展的意见》（民发〔2017〕167 号）明确提出，社区康复服务是精神障碍患者恢复生活自理能力和社会适应能力，最终摆脱疾病、回归社会的重要途径。加快精神障碍社区康复服务的发展，有利于促进患者家庭减轻负担、精准脱贫、加快全面小康进程，对于促进患者家庭幸福和社区和谐，维护社会稳定具有重要意义。

社区康复是精神康复发展的世界性趋势，也是我国精神障碍者康复服务发展的重要方向。我国目前专门面向精神障碍者的社区康复服务非常少，大部分病情稳定的患者出院后除了家庭照顾，没有得到相应的社区康复服务。在我国，精神障碍社区康复服务仍处于起步阶段，同精神障碍者的社区康复服务需求相比，还存在服务供给不足、工作机制不健全、缺乏成熟的工作模式为指导等问题。此外，关于社区康复服务对象的称谓也十分多样，如精神障碍者、精神康复者、精神病人、精神疾病患者、精神障碍患者等。考虑到社区康复概念强调使用社区既有资源，为病情稳定的服务对象提供因地制宜的康复服务及障碍背后的环境因素，因此，本书使用精神障碍者或精神康复者，避免病人或患者的说法，以凸显环境改善、个人增能等双轴改变。

在成都市民政局、成都市社会组织社区和社工人才服务中心的支持下，成都市利川社会工作服务中心（以下简称“成都利川”）于 2016 年开始探索精神障碍社区康复社会工作服务，并连续六年获得成都市社会工作服务示范项目的资助。成都利川六年来始终坚持扎根社区、务实创新，在精神障碍社区康复社会工作领域作了一系列有益的探索和实践。

本书是成都利川六年多时间的沉淀、积累和经验总结。我们期待本书可以给刚进入精神障碍社区康复领域，以及在其他场景开展精神康复服务的社会工作机构和一线社工提供参考和借鉴。作为机构阶段性成果，本书在诸多方面仍有不足，敬请批评指正。

成都市利川社会工作服务中心

2023 年 6 月

目 录

第一篇 引 言

第二篇 精神健康社会工作服务工具箱

第三篇 精神障碍社区康复政策资源

第一篇

引　言

第一章 概 述①

20 世纪 80 年代，中国社会开始进入现代社会的转型期。经济发展迅速、价值观念多元，社会转型给人们带来了较大的心理压力，精神和行为问题增多。

据世界卫生组织调查统计，世界排名前 10 的疾病中有 5 种是精神疾病。在我国，各类精神疾病患者数量已达 1 亿人以上，其中严重精神障碍者达 1600 万人。世界卫生组织指出，我国精神疾病发病率占所有疾病发病率的 20%，在未来的 20 年将可能增至 25%，这将大大超过 10% 的世界平均水平。

精神障碍带来的影响已经成为不可忽视的社会问题，给精神障碍者本人、家属及与其相关的基层工作人员带来沉重的压力。相较于其他残疾类型，因人们对精神疾病的不了解进而产生明显的恐惧、偏见、排斥和歧视，使得精神障碍者在社区康复过程中面临更大的困难和挑战。

精神障碍者结束院内治疗及康复后，应该回到社区继续进行恢复社会参与、提升社会功能的社区康复训练。然而，受本人及家庭病耻感、外部环境的排斥、歧视等影响，精神障碍者往往无法走出家门参加正常的社区生活，他们将自己关在家里，拒绝与外界发生联系，没有社会支持系统，缺少社会参与，社会功能日益退化，生活动力、意志逐渐丧失，自我形象极度负面，看不到生活的希望，最终导致精神障碍者及家属的生活、生命质量越来越差，甚至出现家庭成员自杀的悲剧，开展精神障碍社区康复社会工作服务迫在眉睫、势在必行。

近年来，精神疾病的发病率不断提高，国家对精神障碍社区康复服务也日益重视。《中华人民共和国精神卫生法》《全国精神卫生工作规划（2015—

① 引言部分作者为李超。李超，高级社工师，四川省首批高层次社会工作专业人才。本土社区精神障碍康复社会工作实践者。2019 年入选全国百名社工人物，2020 年获成都榜样“蓉城最美社工”称号。

2020 年）》《关于加强心理健康服务的指导意见》等法律、法规和政策的出台，为我国开展精神健康服务、精神障碍社区康复服务指明了方向，提供了支撑。

2015 年 6 月 4 日，国务院办公厅转发了卫生计生委、中央综治办、发展改革委、民政部等 10 部门制定的《全国精神卫生工作规划（2015—2020 年）》。该规划指出，到 2020 年，要健全完善与经济社会发展水平相适应的精神卫生预防、治疗、康复服务体系，积极营造理解、接纳、关爱精神障碍患者的社会氛围，提高全社会对精神卫生重要性的认识，促进公众心理健康，推动社会和谐发展。该规划明确要求，到 2020 年，70% 以上的县（市、区）设有精神障碍社区康复机构或通过政府购买服务等方式委托社会组织开展康复工作，探索建立精神卫生专业机构、社区康复机构及社会组织、家庭相互支持的精神障碍社区康复服务体系。该规划还要求，积极推行"病重治疗在医院，康复管理在社区"的服务模式，要大力推广社会化、综合性、开放式的精神障碍和精神残疾康复工作模式，建立完善医疗康复和社区康复相衔接的服务机制，开展精神障碍社区康复机构示范性项目建设，通过政府购买服务鼓励和引导社会资源提供精神障碍社区康复服务，促进精神障碍患者回归社会①。

2016 年 12 月 30 日，卫生计生委、中宣部等 22 部门联合印发《关于加强心理健康服务的指导意见》（国卫疾控发〔2016〕77 号）。该意见是我国首个加强心理健康服务的宏观指导性意见，明确了专业社会工作参与心理健康服务的路径和方法，明确指出重视特殊人群心理健康服务，消除对精神障碍患者等特殊人群的歧视，帮助他们融入社会。加强严重精神障碍患者服务，动员社区组织、患者家属参与居家患者管理服务，建立健全精神障碍社区康复服务体系，做好医疗康复和社区康复的有效衔接。

2017 年 10 月 26 日，民政部会同财政部、卫生计生委、中国残联起草的《关于加快精神障碍社区康复服务发展的意见》（民发〔2017〕167 号）印发各地。该意见明确提出，社区康复服务是精神障碍患者恢复生活自理能力和社会适应能力，最终摆脱疾病、回归社会的重要途径。加快精神障碍社区康复服务发展，有利于促进患者家庭减轻负担、精准脱贫、加快全面小康进程，对于促进患者家庭幸福和社区和谐，维护社会稳定具有重要意义。该意见提

---

① 王国强.《全国精神卫生工作规划（2015—2020年）》解读［J］. 首都公共卫生，2016，10（1）：43-46.

出，到 2025 年，80% 以上的县（市、区）广泛开展精神障碍社区康复服务，在开展精神障碍社区康复的县（市、区），60% 以上的居家患者接受社区康复服务，基本建立家庭为基础、机构为支撑、“社会化、综合性、开放式”的精神障碍社区康复服务体系[①]。

社区康复是精神康复发展的世界性趋势，也是我国精神障碍者康复服务发展的重要方向。而我国目前专门面向精神障碍者的社区康复服务非常少，大部分病情稳定的患者出院后除了家庭照顾，没有得到相应的社区康复服务。在我国，精神障碍社区康复服务仍处于起步阶段，同精神障碍者的社区康复服务需求相比，还存在服务供给不足、工作机制不健全、缺乏成熟的工作模式为指导等问题。

基于上述背景，成都利川自 2016 年起在四川省成都市探索开展精神障碍社区康复服务，响应国家发展精神障碍社区康复服务、促进精神障碍者回归社会的政策，运用社会工作的专业方法，开展了一系列社会工作实务探索，致力于协助精神障碍者提升掌握自身生活的能力。

---

① 《关于加快精神障碍社区康复服务发展的意见》解读［J］. 中国社会工作，2017（34）：10–11.

第二章　精神健康社会工作“CHENGDU”模式

成都利川尝试总结精神障碍社区康复社会工作服务的过程和经验、模式，经过多年的行动和思考，从实践中归纳总结出了一套本土的、原创的精神障碍社区康复社会工作服务模式——“CHENGDU”模式。

第一节　“CHENGDU”模式的概念框架

“CHENGDU”模式由7个英文单词的首字母组成，代表了7个相互关联的概念：

C：Companion，长期陪伴；

H：Help-Self help，自助与互助；

E：Expectation，建立生活希望；

N：NO harm，不伤害、不强迫；

G：Growth，关注成长及社会功能提升；

D：Daily life，关注日常生活；

U：United effort，跨部门、跨专业合作。

成都利川通过这7个相互关联的概念来描述精神障碍社区康复社会工作服务中的实践经验和智慧。

“CHENGDU”模式中，“C”和“N”是从改变媒介系统的角度，提出了一种服务理念和底线思维，明确了改变媒介系统——社会工作者（简称“社工”）及机构应该具备一种长期陪伴的服务理念和视角，且不能对案主系统造成伤害。“E”是从案主系统的角度，提出精神障碍者及家属作为案主系统，需要通过赋权、增能，建立起生活希望。“H”和“G”则是从目标系统的角度，提出要关注精神障碍者的自助互助、改善并提升精神障碍者的社会功能。

“D”和“U”则是从行动系统角度，提出要立足于精神障碍者的日常生活开展服务，并整合不同部门和专业共同参与。

第二节　“CHENGDU”模式的主要内容

一、C（Companion）：长期陪伴

长期陪伴是精神障碍社区康复社会工作服务在价值层面的关键要素，它既是一种服务视角，更是一种服务策略和理念，精神障碍者需要的是一种长期陪伴服务。长期陪伴服务区别于短期聚焦服务，它有两个显著的特点，一是时间较长，通常会持续一年以上时间，且需要多次、连续的服务；二是目标不明确，通常会随着精神障碍者的疾病症状、心理压力和社交情况等方面的变化而发生变化。

成都利川在研究中发现，长期陪伴主要包含以下几个内容。

（一）在长期陪伴的过程中建立专业的服务关系

因为受疾病症状的影响，以及外在环境的歧视和污名化影响，大部分精神障碍者病耻感非常明显，自我保护机制很强，他们对于建立一种新的服务关系比较敏感，对于“社会工作者”这个新鲜的身份有一定程度的抵触、怀疑。社工必须是在一个相当长的时间内，陪伴精神障碍者一起去参与正常的生活，方可与之建立起专业的服务关系。例如后面内容提到的“家庭访视”等实务工作，即社工通过长时间持续的入户家庭探访，逐渐与精神障碍者建立起熟悉的朋友关系，然后在持续的服务中将这种关系转化为专业的服务关系。

（二）在长期陪伴的过程中评估精神障碍者的需要

精神障碍者的问题及需要往往是多重的、相对复杂的。同时，受服务不规律、家庭环境变化、外界刺激及疾病复发等因素的影响，精神障碍者的需要往往是不断变化的，因此，社工需要在一个长期陪伴的过程中，了解精神障碍者与周围环境（包括家庭环境、工作环境、社区环境等）的互动情况，评

估其动态的需要，以便于为精神障碍者提供及时、准确、有效的服务。

（三）在长期陪伴的过程中挖掘精神障碍者的优势与能力

成都利川在实践中发现，多数精神障碍者因疾病症状、病耻感的影响，生活自理能力、社会交往能力等都有明显的退化。而且因为有了"精神病人""精神疾病患者"这样的身份，他们往往被其他家庭及社区成员贴上"无能""什么都不会""什么都做不好"的标签，在其他人的眼中，精神障碍者就是"一无是处"的代表。然而，社会工作相信每一个人都有各自的优势和能力，社工只有在长期陪伴中去挖掘精神障碍者的优势和能力，并且让他们看到并认可自身的优势和能力，方有机会促使其发挥自身的潜能，减轻病耻感，形成积极的自我形象。

（四）陪伴精神障碍者看到并巩固自身的成长与改变

在成都利川的实践中，精神障碍者的改变往往是在一次次活动之中，或接受一次次的服务之后呈现出来的一点一滴的成长。陪伴的意义就在于社工能够第一时间看到精神障碍者的变化，并且将这些变化放大，使精神障碍者能够感受到，并鼓励其在生活中不断地强化、巩固这些积极的变化。

在 2017 年的一次入户家庭访视中，社工接触到一位有半年时间没有出过门的精神障碍者张 ×。其母亲介绍，该服务对象 50 岁，患精神分裂症近 30 年时间，平时非常不愿意出门，且不与其他人有任何沟通，生活、社交等方面的能力都非常差，母女二人一起居住，无其他家庭成员。母亲的照护压力非常大，偶尔有自杀的想法。首次家庭访视后，社工开始了长达半年时间的家庭探访，以此去了解她们的家庭、与她们建立关系。而张 × 的改变，是在和她母亲一起参加的一次家属联谊会当中发生的。

之后，针对这个家庭，除了定期的入户探访，社工邀请张 × 和母亲一起参加家属联谊会、能力提升小组和社区主题活动，这一过程持续了 3 年时间。而社工也看到这个家庭在长期陪伴服务中的持续改变：张 × 已经可以主动、独自出门，并帮助母亲购买一些生活物资；在活动中，她也可以同其他人有一些沟通和交流；在家里，她可以帮助母亲做一点如扫地、择菜等家务。

2019 年底，张 × 的母亲给社工送来一封手写的感谢信。这位母亲在信中写道："自 2018 年至今，通过你们对我女儿耐心细致的陪伴引导，她的身心状况有明显的好转，她现在可以自己拿药、服药，还会关心我，帮我做点简单的家务，帮我择菜、洗菜，主动拖地、倒垃圾，还通过厨艺小组学会了简单的鸡蛋炒饭、煮面条。”“自从参加各种活动后，我女儿再也没有犯病了，还知道心疼妈妈，她变化很大，也使我对生活有更多的信心，希望她不断进步，像普通人一样正常生活。”

长期陪伴既是一种服务视角，也是一种服务策略。社会工作者需要看到精神障碍社区康复社会工作服务的长期性，制定出长期的陪伴性服务策略，并通过长期持续的服务，陪伴精神障碍者逐渐过上有质量的生活。

二、H（Help-Self help）：自助与互助

自助与互助是精神障碍社区康复社会工作服务在技术层面的体现，在成都利川的实践中，“自助”强调精神障碍者的自主选择和主动参与，尊重并鼓励精神障碍者走进社区、表达需求，并发挥自己的优势和潜力参与社区生活。“互助”强调的是发挥互助的精神，通过开展精神障碍者及家属的互助小组，发展互助组织，鼓励同辈之间的经验分享，建立并完善社会支持网络，从而增强他们对复元的希望。

自助与互助有两个核心的内容：一是互助小组，二是互助组织。

在成都利川的实践中，能力提升小组、社区主题活动、同伴支持行动、“俏家人”家属互助社、“微光”志愿服务行动这些具体的实务工作都有非常明显的自助与互助元素的体现。成都利川通过“能力提升小组”为精神障碍者搭建起一个同辈互动的平台，并为他们提供生活能力、社交功能训练等康复服务；在“社区主题活动”中，基于对精神障碍者的能力和优势的评估，为他们设置不同的身份，并鼓励他们发挥自己的优势和能力，实现自助与互助；通过同伴支持行动和“俏家人”家属互助社，建立起精神障碍者和家属的互助组织，并鼓励彼此分享康复经验、照护经验等。

精神障碍社区康复特别强调本人的参与，推动精神障碍者参与各种影响他们生活的决定，参与各种服务的讨论，鼓励他们主动、积极地表达需求。然后在技术层面，通过鼓励精神障碍者自助和互助，开展自助互助小组、发展互助组织等方式，帮助精神障碍者更好地实现复元。

同伴辅导员李 × 在给社工的反馈中写道：

“在这里，我结识了新的伙伴，大家聊天、交流，有意义。之后社工组

织我们几个恢复得比较好的人，一起参加一个同伴支持的项目，社工培训我们各种能力，为的是帮助、带领其他比较严重的患者更好地恢复。经过几个月的培训，我们提高了能力，也各自组织了一次同伴支持的小组活动，尽管不完美，但我们提升了信心，提高了能力，这是一个非常有意义的项目。"

三、E（Expectation）：建立生活希望

建立生活希望指的是通过精神障碍社区康复社会工作服务，协助精神障碍者及家属激发生活的信心、重建生活希望，协助精神障碍者实现复元。

成都利川在实践中发现，当精神障碍者不能够成功找到生活的希望和意义时，他就会产生一种失去希望和意义的感觉，特别是当个体对周围的人、事、物失去兴趣的时候，这些感觉就会表现出来。很多的精神障碍者因为疾病的客观影响，个人的言谈举止都有了一些改变，他们往往会觉得自己没有未来，不管他之前接受过怎样的教育或做出过怎样的成就。他们对于走出家门参加正常的社会生活、建立新的社交网络失去了兴趣，更不会对自己或家庭的未来生活有任何的规划。这样的无意义感也直接影响了他们的康复和复元。

同时，成都利川在精神障碍社区康复社会工作服务中也看到，人天生具备求生存、求能力、求成长的本能，并有追求成功、愉快、幸福及有意义生活的欲望。精神障碍者虽然面对长期的功能障碍，但维持幸福、愉快生活的本能欲望仍然存在。这些本能欲望可能因年龄、疾病和后遗症引起的挫败经历而受到压抑，但可通过引导及新的成功经验重新点燃，也可通过学习新的生活技巧、调节个人期望及生活环境去减轻功能障碍对生活的影响。

建立生活希望里面有几个重要的概念：

1. 生活化的服务场景

主要指各种真实的、与日常生活密切相关的场景，如社区、超市、影院、体育场等，它区别于被模拟出来的、封闭的场景。

2. 生活化的服务活动

主要指在生活化的服务场景中开展的，贴近精神障碍者日常生活（包含衣、食、住、行、娱乐等）的各类服务活动。

3. 加强与现实生活的连接

主要是指通过生活化的服务活动，促使精神障碍者参与正常的社会生活，有正常的社交圈，帮助他们从病态的世界回到现实世界，支持他们有“活在当下”的感觉，并得到成功、有成就的体验。

成都利川认为，在精神障碍社区康复社会工作服务中，社工必须坚持以社区为本，运用真实的、生活化的训练场景，为精神障碍者提供生活化的服务（如运动小组、厨艺小组、电影小组等），以及日常活动（如社区端午节活动、社区新年大庙会等），支持精神障碍者更加积极、主动地融入社区生活，加强他们与现实生活的连接，并且协助他们在服务中获得成功、有成就的感觉，进而提升他们对于生活的信心、重建生活希望。

四、N（NO harm）：不伤害、不强迫

不伤害、不强迫是精神障碍社区康复社会工作服务中的一种底线思维。所谓的底线思维，是指在具体服务中突出社工作为支持者的角色和功能，强调相互平等的关系，保护精神障碍者的尊严，坚决不允许发生对精神障碍者造成强迫和伤害的现象，这是最后的红线、底线，不可触碰、不可逾越。

在成都利川的实践中，这部分包含了以下内容。

（一）认识并接纳精神障碍者的疾病和现状

社会工作者应掌握精神疾病相关的基础知识，了解常见精神障碍的症状及表现。社工要对精神障碍者的疾病和表现出来的症状有一定的认识。同时，更重要的是社工要有一种以人为本的服务视角，视精神障碍者为一个完整、普通的人，正确看待“人”和“疾病”的关系，“疾病”和“症状”只是精神障碍者作为一个完整的人的生命的一部分。

（二）尊重和保护精神障碍者的隐私

社会工作强调尊重和保护隐私在精神障碍社区康复中更加重要。精神障碍者因为疾病的影响，他们的社会支持网络、社交关系、家庭关系等都非常脆弱，而主流社会对精神障碍者的态度依然是以歧视、排斥和污名化为主，社工在服务中应更加注意保护精神障碍者的隐私。

（三）尊重精神障碍者自我选择的权利

因长时间的自我封闭、社区隔离等，再加上严重的病耻感影响，一部分精神障碍者会表现出拒绝社工的联系、拒绝参与社会工作服务等现象。即使来到服务现场，一部分人也会有不沟通、不互动的表现。

成都利川认为，精神障碍者有选择的权利，包括选择拒绝接受服务。但是，社工更需要看到，他们作出这些选择背后存在的顾虑、担心和安全感的缺乏。在这种情况下，社工应该设计并提供长期陪伴的服务，在具体的服务中为精神障碍者提供安全、轻松、友善的服务环境，同时为他们提供观察、体验服务的机会，鼓励他们自行决定参与服务的时间。

（四）不对精神障碍者造成二次伤害

成都利川在实践中发现，要避免服务给精神障碍者造成困扰和伤害，需着重避免因不当介入引发的身心压力、同辈冲突、关系紧张及疾病复发等情况。

2019 年 8 月，社工进入一个新的社区开展精神障碍社区康复社会工作服务，接触到一位 33 岁的精神分裂症患者刘 ×。据刘父介绍，刘 × 本人很胆小，平常不愿意出门，基本没有参与过任何形式的社区服务。刘父非常希望他能够走出家门，和其他人多接触。经过一段时间的接触后，社工与刘父约定好邀请刘 × 参加即将开始的手工工作坊，也和刘父达成一致：尊重他个人的意见，不强迫他。

社工在每一次活动前都给刘 × 打电话，邀请他来参加，前四次电话，刘 × 都明确拒绝，但社工依然跟他约定下一次活动再电话邀请。令社工感到意外的是，在第五次电话邀请的时候，刘 × 同意来参加。第五次活动当天，刘 × 在其父亲的陪同下，来到了成都利川所在某康复站点。社工将刘 × 介绍给当天参加活动的其他精神障碍者。

社工发现，刘 × 在活动的整个过程中都戴着耳机，与他人几乎零交流，也不参与具体的活动。社工没有过多地介入，只是偶尔询问是否需要帮助，在得到不需要帮助的回应后，社工也没有对其表现出过多的关注。刘 × 连续 3 次都是这样的状态参加活动。

在刘 × 参加的第四次活动现场，社工惊喜地发现，他从活动一开始就主动取下了耳机，而且在之后的每次活动，都没有再戴耳机，并且和其他参加者一样开始尝试着参加手工活动。

五、G（Growth）：关注成长及社会功能提升

关注成长及社会功能提升，是指在精神障碍社区康复社会工作服务中，要重点围绕精神障碍者的生活自理能力、社会适应能力、恢复职业能力等需求，以服药训练、生活技能训练、社交技能训练、职业能力训练等为重点设计康复服务，关注精神障碍者的能力提升。

成都利川认为，在精神障碍社区康复社会工作服务中需要重点关注以下3点。

1. 关注精神障碍者生活自理能力的提升

具体的服务可以精细到精神障碍者的洗衣做饭、刷牙洗澡、铺床叠被、打扫卫生、整理内务、外出购物、安排作息时间等方面。

2. 关注精神障碍者社会适应能力的提升

主要可以从增加社会参与、开展社交训练、提供就业支持等方面切入。

3. 关注精神障碍者药物管理能力的提升

重点是促使精神障碍者对疾病、药物以及康复有更加准确、客观的认知，提高服药的依从性。

成都利川在实践研究中主要开展了“爱厨艺——厨艺小组”“小时光——木工小组”“多彩生活——手工小组”“药物面面观——药物管理小组”“遇见更好的我们——就业体验小组”等小组服务，以及一系列的主题活动和志愿服务，来关注并提升精神障碍者的生活自理能力和社会适应能力、药物管理能力。

六、D（Daily life）：关注日常生活

关注日常生活，是精神障碍社区康复社会工作服务的一种服务策略、服务框架，它主要是指结合精神障碍者的日常生活，设计并开展有针对性的服务，且服务最终是以丰富日常生活、提高生活能力、提升生活质量为目标。

成都利川认为，“生活为本”的服务策略，即以精神障碍者的生活形象、生活信心、生活能力、生活环境为切入点，提供具体的社会工作服务，并帮助精神障碍者提升生活质量。成都利川在这一部分主要提出了5个概念。

1. 生活形象（Life Image）

生活形象主要包括精神障碍者对疾病和症状的认识和理解，因疾病的客观影响和外界的排斥、污名化而产生的病耻感，以及精神障碍者本人的外在形象（包括个人卫生、穿着）等。

成都利川发现，一部分精神障碍者（也包括家属）往往对疾病、表现症状和康复等缺乏正确的认识，尤其对康复有着错误的理解，他们很多人认为，康复即回到生病之前的状态，代表着没有症状、不用服药。还有一部分精神障碍者因阳性症状的影响或者缺少家庭监护，在社区中的形象往往是"脏""乱""臭"，这样的形象也反过来增加了普通社区居民对他们的排斥和歧视等。

社工可以通过药物管理小组、清洁小组、疾病知识讲座、同伴支持和个别化服务等具体的服务形式，增加精神障碍者对疾病的客观认知，提高精神障碍者对疾病和自我的接纳，减轻他们的病耻感，改善他们可视的外在形象，协助他们重建生活形象。

2. 生活信心（Life Confidence）

生活信心主要指精神障碍者面对生活的一种积极、主动的状态。这一部分主要强调，社工可以通过具体的服务，激发精神障碍者对生活的希望，协助他们建立积极的生命意义，并支持他们去追求愉快且有意义的生活。

成都利川发现，由于长期患病和服药，精神障碍者的社交网络疏离，身体机能变差，生活不断遇挫。这使得他们逐渐失去了对生活的信心、看不到未来生活的希望。因此，社工可以通过开展运动小组、交友小组、志愿服务行动、社区主题活动等形式，协助精神障碍者重建支持网络，提高身体机能，培养积极的生活态度，以使其重拾生活信心。

3. 生活能力（Living Capacity）

生活能力主要指精神障碍者回归社区、融入社会所需要的生活自理能力、社会交往能力、语言沟通能力、情绪管理能力等。这些能力需求为社工设计并开展精神障碍社区康复社会工作服务提供了详细的指引，例如，社工可以开展音乐小组、情绪管理小组、厨艺小组、内务整理小组等服务，以协助精神障碍者重建生活能力。

4. 生活环境（Living Environment）

生活环境主要包括 3 个内容：一是精神障碍者的居家环境，二是精神障碍者所处的社区、社会环境，三是直接影响精神障碍者的政策环境。

社工可以通过开展资源链接、居家环境改造等行动改善精神障碍者的家庭环境，可以通过社区主题活动、社区教育沙龙、社区宣传活动、志愿服务等形式，鼓励精神障碍者主动融入社区的同时，也引导其他社区居民对精神障碍者有一个更加客观的认知，逐步减少外界环境对精神障碍者的排斥、歧视和污名化，营造一个对精神障碍者友好、包容、公平的社区环境。同时，社工更应该鼓励精神障碍者表达需求，并通过组织调研、研究等方式，推动与精神障碍者相关的政策不断完善，增强精神障碍者的政策获得感。

5. 生活质量（Quality of Life）

成都利川认为，精神障碍社区康复社会工作是要为精神障碍者不断地增能、赋权，减少疾病的复发，推动他们不断复元，协助他们过一种愉快的、有意义的生活。这实质上就是要提升精神障碍者的生活质量，增强精神障碍者的获得感和幸福感。

因此，在关注日常生活这一部分，成都利川认为，应分别从生活形象、生活信心、生活能力、生活环境四部分同时介入，可以有效帮助精神障碍者减少疾病复发，激发他们生活的希望，提高其生活质量。

七、U（United effort）：跨部门、跨专业合作

跨部门、跨专业合作是精神障碍社区康复社会工作的策略思维。在社会工作的专业发展中，很重要的一点是将不同部门、不同专业的知识、资源、智慧等汇集起来，相互尊重、相互开放，这就是跨专业合作。

精神疾病的发病原因是复杂的、多样的，而精神障碍者的需求也呈现多样化的特征。在精神障碍社区康复社会工作服务中需要多学科、跨部门的合作，需要精神科医师、社会工作者、康复治疗师、心理咨询师等组成跨专业的服务团队，才能够达到帮助精神障碍者康复及复元的目的。

早在 2017 年民政部等 4 部门印发的《关于加快精神障碍社区康复服务发展的意见》中，就明确提出了民政部、卫生计生委、中国残联要各司其职，加强协调，要加强队伍建设，广泛建立以精神科医师、社会工作者为核心，以护士、心理咨询师、心理治疗师、公共卫生医师、康复师、社区康复协调员等为重要专业力量的综合服务团队。

因此，社工可以尝试运用不同部门、专业的优势，推动形成精神障碍社

区康复社会工作服务的多部门联席会议机制，保障精神障碍者相关福利、政策落实及服务推进；社工可以开展具体的服务协调，链接多专业的服务资源，开展联合服务行动；社工可以在具体的服务内容中，邀请其他专业的专家为精神障碍者及其家属提供专业信息与意见。例如，可以邀请精神科医师共同参加药物管理小组，可以和社区精防医生共同开展严重精神障碍者的入户随访，可以邀请心理咨询师共同开展情绪管理小组，可以邀请医生和护士参与大型主题活动，可以邀请精神科医师为精神障碍者提供危险性等级评估，等等。

精神障碍社区康复社会工作服务中，社工应坚持跨部门、跨专业合作这一服务策略，发挥"专业的人做专业的事"的优势，共同促进精神障碍者的康复。

第三节 "CHENGDU"模式的特色、适用性、应用与挑战

一、"CHENGDU"模式的特色

（一）"CHENGDU"模式的内涵

"CHENGDU"模式是成都利川在长期精神障碍社区康复社会工作服务实践过程中进行研究并发展出的一种本土化的服务模式，成都利川从长期陪伴，自助与互助，建立生活希望，不伤害、不强迫，关注成长及社会功能提升，关注日常生活，跨部门、跨专业合作 7 个方面，对"CHENGDU"模式进行了诠释。

"CHENGDU"模式的 7 个方面并不是完全独立的，而是相互关联、相互支持的关系。这个模式围绕精神障碍社区康复社会工作服务的价值层面、技术层面、底线思维、策略层面等进行了研究和总结，融合了社会工作者在精神障碍社区康复社会工作服务实践中的经验和智慧。

（二）"CHENGDU"模式与其他模式的比较

成都利川在对国内其他几种社区康复模式进行比较后发现，几种模式的

相同之处在于：服务内容大致相同，都是面向精神障碍者的生活自理能力、社会交往能力等方面提供的专业服务。主要服务提供者相同，社会工作者是主要的服务提供者。

几种模式的不同之处在于：

“上海模式”“广州模式”仍然体现的是社会工作者提供社区康复服务的内容，尚未提出系统、严谨的服务流程和操作模式。

“会所模式”需要比较高的服务成本，并且覆盖面相对较小，难以推广复制。

“CHINESE”模式，可以看作一套完整的闭环服务模式，也可以看作一套理论范式，该模式的 7 个概念均是从临床角度提出的介入策略，是不断递进的关系，是一种纵向、不断深入的服务逻辑，更适用于面向个体开展个案服务。同时该模式对于服务提供者的能力要求很高，服务提供者需要熟悉并掌握包括存在主义、精神动力学、社会学、现象学等相关知识基础。

“CHENGDU”模式则是社会工作实践研究的成果，包含了改变媒介系统、案主系统、目标系统和行动系统等视角的内容，该模式围绕精神障碍社区康复社会工作服务的价值层面、技术层面、底线思维、策略层面等提出具体的行动指导，可以帮助相关的组织和社会工作者快速建立一套完整的精神障碍社区康复服务体系与框架。

二、“CHENGDU”模式的适用性

“CHENGDU”模式是成都利川基于成都市的精神障碍社区康复社会工作服务实践得出，且已经在成都市不同的区（市、县）进行复制和推广，主要用于指导社工开展精神障碍社区康复社会工作服务，协助精神障碍者的康复和复元。这个模式融合了社会工作者在精神障碍社区康复社会工作服务实践中的经验和智慧，可以视作在中国特有的社会环境下的精神障碍社区康复社会工作服务操作指南，并能为从事精神障碍社区康复社会工作服务的社会组织和社会工作者提供一个完整的服务框架与实践思路。

同时，成都利川在研究中发现，参与精神障碍社区康复社会工作服务的大部分服务对象是患有精神分裂症的人士。因此，“CHENGDU”模式也是可以具体适用于患有精神分裂症人士的社区康复服务。

三、“CHENGDU”模式的应用与挑战

“CHENGDU”模式是成都利川从多年的实务工作中研究得出的一套本土的精神障碍社区康复服务模式，并且可以指导精神障碍社区康复社会工作服务的一般过程。但这个模式仍然是一种通用模式，没有按照精神疾病的不同类别而分别探讨更精细、更有针对性的服务方法。因此，在面向患有除精神分裂症之外的其他精神疾病的人群，如患有精神发育迟滞伴发精神障碍、分裂情感性精神障碍、偏执性精神障碍、双相情感障碍（双相障碍）、癫痫所致精神障碍等疾病的人士运用“CHENGDU”模式开展社区康复服务时，社会工作者仍需要考虑其疾病的特殊性。

另外，“CHENGDU”模式是源于四川省成都市的本土实践，虽已在本地进行实践、复制、验证，但缺乏成都市以外地区的实践和检验，“CHENGDU”模式仍然需要继续发展和丰富。因此，将“CHENGDU”模式应用于成都市以外区域的精神障碍社区康复社会工作服务实践，仍然需要考虑到本土政策环境、文化习俗、专业基础等差异性内容。

此外，“CHENGDU”模式的长期陪伴概念，也对具体的精神障碍社区康复社会工作服务项目提出了要求，精神障碍者需要一个长期、持续的服务过程发生改变，因此，其所接受的服务项目应连续几年时间得到稳定、持续的资助或购买。

第三章 “生活为本”的精神健康社会工作服务

第一节 背景介绍

据世界卫生组织调查统计，世界排名前10的疾病中有5种是精神疾病。精神卫生问题已经成为不可忽视的社会问题，严重影响到人们的正常生活，给精神障碍者本人、家属及其相关的基层工作人员都带来了沉重的压力。中国疾控中心及成都市精神卫生中心数据显示，全国在册严重精神障碍者有1600万人。

相关文献表明，对于离开了医院“庇护”的精神康复病人来说，目前普遍存在的社会排斥在很大程度上阻碍了其康复进程[①]，这种社会排斥使精神障碍者待在家里，沉重的照顾压力和社会歧视也使照顾者或其他家庭成员留在家里。

2018年，成都市民政局发布《关于加快推进精神障碍社区康复服务发展的实施意见》，指出社会工作者作为核心团队成员，试点推进成都市精神障碍社区康复服务的发展，不断满足精神障碍者个性化、多元化的康复服务需求，促使广大精神障碍者早日康复、回归社会，力争形成具有成都本土特色、具有推广价值的技术规范和服务模式。

武侯区Y街道持残疾证的精神障碍者有311人，相较于其他残疾类型，因人们对精神疾病的不了解进而产生明显的恐惧、偏见、排斥和歧视，精神障碍者在康复过程中面临更大的挑战和困难。精神障碍者往往无法走出家门参加正常的社区生活，他们将自己关在家中，拒绝与外界发生联系，没有社会支持系统，缺少社会参与，社会功能日益退化。其背后是精神障碍者在回

---

① 李燕平．促进精神病患者社会融合的社工介入［J］．中国社会工作，2012（33）：38-39.

归家庭和社会的过程中，缺少应对日常生活需要的能力。

基于上述背景，成都利川运用社会工作的专业方法，开展了一系列社会工作实务探索，致力于协助精神障碍者提升把控日常生活的能力，并将这一过程提炼为"生活为本"的精神健康社会工作服务。

第二节　需求分析

一、精神健康社会工作的可行性及必要性

社会工作者从标准型需求、比较型需求、感觉型需求和表达型需求 4 个方面分析了本地精神健康社会工作服务开展的可行性及必要性。

1. 从标准型需求来讲，从《全国精神卫生工作规划（2015—2020 年）》《关于加快精神障碍社区康复服务发展的意见》到《"健康中国 2030"规划纲要》等纲要、文件可以看到，国家正鼓励并推动精神健康社会工作服务的发展，倡导开展精神障碍社区康复社会工作服务。

2. 从比较型需求来讲，近年来，成都本地在老年、妇女儿童等领域的社会工作服务日益丰富，而更加边缘且问题复杂、需求众多的精神障碍者的社会工作专业服务却"无人问津"。而在北京、广州、重庆等地，面向精神障碍者的精神健康社会工作服务已经有近 20 年的发展，当地精神障碍者的社区康复需求得到了比较充分的回应。

3. 从感觉型需求来讲，精神障碍者的利益相关方，如家属、邻里和社区工作人员等不同程度地提到过需要有面向精神障碍者的服务，可以支持他们走出家门，参加活动，提升能力，结交朋友并减轻家庭压力。

4. 从表达型需求来讲，我们在社区看到更多的精神障碍者因为疾病的客观影响及社会歧视和污名等影响，他们的社会参与越来越少，社会功能退化更加明显，生活化的需求更加凸显，这体现在日常的柴米油盐、衣食住行等方面。

二、精神障碍者的具体需求

陶庆兰、李小麟等在成都市开展了"精神疾病社区康复服务需求调查"，

以问卷的形式对164例精神障碍者进行了社区康复服务需求的调查，调查得出结论：精神障碍者以及家属对社区康复服务存在比较明显的需求[①]。

社会工作者随机访谈了10位社区书记或主任，在访谈中，有社区主要负责人表示，“急需专业的人员来帮助社区开展这样的专业服务，解决这些精神病人在社区的实际问题和困难”；至少80%的社区主要负责人表示，“精神病人生活在社区，问题和需求比较多而且复杂，精神障碍社区康复服务十分必要”。一位阿姨在社会工作者入户时讲道：“我闺女（50岁）已经有半年没有出过门了，在家什么事情也不干，我很希望她可以多出去走一走，参加一些活动，和人多接触一下。”“自己太累了，压力大，有时候就想带着她一起死了，一了百了。”

社会工作者梳理了武侯区Y街道150份家庭访视信息，并结合过往的服务记录发现，精神障碍者及家属的主要需要表现在以下几个方面。

1. 由于病程较长，85%（128人）的精神障碍者及其家属长期照护压力过大，缺少对于疾病药物正确的认知以及应对生活挫折、困难的方法和资源，出现了挫败感和无力感，对未来的生活逐渐失去了信心，需要通过正向的生活体验、互助团体服务等，舒缓负面心理、提升生活信心。

2. 受疾病的影响，85%（128人）的精神障碍者社会功能明显退化，主要表现在生活自理能力、社会交往能力、社会适应能力等方面，因此需要通过锻炼社交、生产、生活等方面的能力，恢复社会功能，增强生活能力。

3. 80%（120人）的精神障碍者生活意志消沉，改变动力低，需要通过成功体验获得成就感、价值感等，重建生活意义。

4. 50%（75人）以上的精神障碍者家居生活环境较差，社区、社会环境对精神障碍者存在严重的排斥及歧视，需要营造接纳、包容、支持的生活环境。

5. 因为精神疾病的特殊性，精神障碍者与现实世界的联系较弱，更多是生活在一个被建构的世界中，或缺少社区参与，与现实社区生活连接太少。需要加强精神障碍者同现实生活的连接，增强“活在当下”的现实感。

---

① 陶庆兰，李小麟. 精神疾病社区康复服务需求调查及展望［J］. 华西医学，2004，19（4）：600-601.

第三节　服务目标

一、整体目标

立足社区环境，致力于通过社会工作专业的参与，联动多专业、多部门合作，结合生活化的场景和活动，协助精神障碍者重建生活信心、生活能力、生活意义、生活环境、生活场景，提升其生活质量，增强社会功能，改善社区环境，提高社区康复水平，探索并发展具有本土经验的精神健康社会工作服务模式——"生活为本"的精神健康社会工作服务。

二、具体目标

1. 开展生活信心服务：整合运用社会工作的个案、小组等工作方法，提升个案服务对象的生活信心、舒缓家属的压力并提高其生活信心。

2. 开展生活能力服务：主要运用社会工作的小组工作方法，开展基于精神障碍者日常生活的自理及社交需要的服务，增强服务对象相应的生活能力。

3. 开展生活意义服务：运用社会工作自助、互助，以及"身份重建"的概念，开展同伴支持服务，协助参加者获得成功体验，并感觉到有成就感、价值感。

4. 开展生活环境服务：整合运用社会工作的小组、社区教育及倡导的方法，致力于推动精神障碍者相关的家庭及社区环境的改善，倡导轻松、包容的生活环境和社区氛围。

5. 开展生活场景服务：主要通过社区工作的方法，倡导并加强精神障碍者与日常生活的连接。

第四节　服务实施

一、“生活为本”的精神健康社会工作服务的理论基础

增能是指个人在与他人及环境的积极互动过程中，获得更大的对生活空间的掌控能力和自信心，以及促进环境资源和机会的运用，以进一步帮助个人获得更多能力的过程。增能理论的基本假设是：个人需求不足和问题的出现是环境对人的排挤与压迫造成的，为服务对象提供的帮助应该着重于增进他们的能力，以对抗环境的压力。个人的无力感源于环境的排挤和压迫，造成个人无力感的根源在于受压迫的人的自我负向评价、受压迫的人与外在环境互动过程中形成的负面经验以及环境障碍使他们难以有效地在社会中行动。

增能视角的社会工作以提高服务对象个人对自己生活的掌控能力和行动能力为核心，通过克服或减少个人生活和社会生活中的阻碍，增强个人应对生活挑战的信心。增能社会工作强调场景化服务，以服务对象的日常生活为出发点，在日常生活中通过支持服务对象自己作出决定并采取相应的改变行动，提高服务对象掌控生活的能力，把服务对象与周围人联系起来，特别是面临共同问题并且具有相似经历的困境人群，把他们组织起来形成相互支持的互助关系，减少他们在日常生活中孤独无助的感觉，增强他们的自我价值观。

“生活为本”的精神健康社会工作服务就是基于增能理论，在个人层面提升生活能力、树立生活信心；在人际层面重拾生活意义、活化生活连接；在环境层面改善生活场景、丰富生活资源。

二、“生活为本”的精神健康社会工作服务逻辑及框架（见图 3-1）

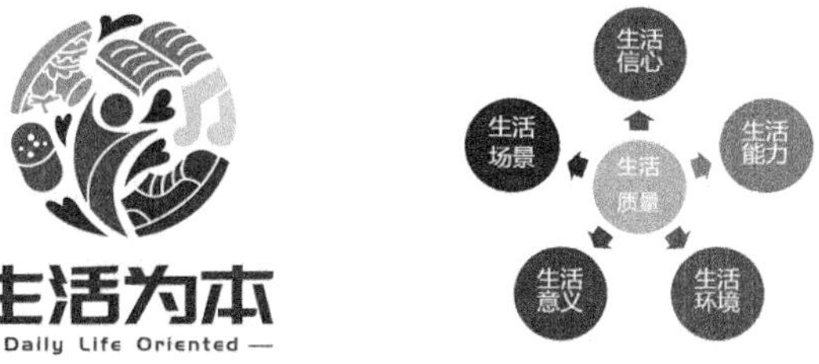

图 3-1　“生活为本”的精神健康社会工作服务逻辑及框架

"生活为本"的精神健康社会工作服务，是成都利川基于对精神康复者、精神康复服务的理解，结合实务工作发展出的一套本土服务框架。在社会工作的"增能理论""全人视角"之下，我们倡导精神康复者的生活是一种"病在生活中"状态，认识并接纳疾病是个人日常生活的一部分，除了疾病，个人还有社交、娱乐、学习、工作等的能力和权利，拥有掌控日常生活的能力。因此，面向精神康复者的服务，我们选择"生活为本"的取向，以提高生活质量为远景目标。

"生活为本"的精神健康社会工作服务即加强精神康复者同现实生活场景的连接，提高个人回归生活的信心，增强应对生活中挑战的能力，从日常生活中找到自己的价值和意义并改善家庭、社区环境，从而实现生活质量的改善。

三、"生活为本"的精神健康社会工作服务内容（见表 3-1）

表 3-1 "生活为本"的精神健康社会工作服务内容

服务类别	服务内容
生活信心服务	个别化服务，访视服务，家属认知小组，家属自组织自助互助服务
生活能力服务	生活自理能力小组，社交学习小组，收纳小组
生活意义服务	同伴支持服务（包含同伴支持小组、同伴互助服务）
生活环境服务	收纳小组，家庭关系调适小组，"微光"行动社区志愿服务，"复元之路"系列社区教育及倡导服务（如精神健康运动会、高校宣讲、精神健康新春联欢会）
生活场景服务	社区主题活动（如中秋、端午及春游活动），"复元之路"系列社区教育及倡导服务（如精神健康运动会、高校宣讲、精神健康新春联欢会）

（一）生活信心服务

由于病程较长，精神障碍者及其家属缺少对疾病、药物正确的认知以及应对生活挫折、困难的方法和资源，出现了挫败感和无力感，对康复乃至未来的生活逐渐失去了信心。因此，在生活信心服务中，社会工作者可以：①通过个案工作回应服务对象在认知重构、能力提升、关系改善、资源链接等方面的个性化需要，增强服务对象的生活信心；②通过小组工作，开展家属认知提升小组，协助家属建立对疾病、药物和康复的正确认知，增强家属的生活信心；③通过培育 Y 街道"俏家人"家属互助社，建立家属支持网络和喘息空间，并依托每月一次的定期聚会实现家属互助和经验分享，提升家属的生活信心。

（二）生活能力服务

受疾病的影响，精神障碍者社会功能明显退化，主要表现在生活自理能力、社会交往能力、社会适应能力等方面。因此，生活能力服务即运用小组工作方法，通过开展生活自理能力小组、开展社交小组等，提升生活自理能力，加强精神障碍者与现实生活的连接，增强适应并融入社会的能力。

社会工作者结合 Y 街道的市井烟火气息特色，连续 4 年开展了“爱厨艺”美食小组，以厨艺为载体，增加了精神障碍者的社会参与，提升了精神障碍者的日常生活自理能力，减轻了家属照护负担及压力。与此同时，社会工作者看到，随着持续服务的开展，服务对象的角色也在发生变化，他们中的一些人开始从服务的接受者转变为服务的协助者、提供者，自助互助的特点也开始呈现。

（三）生活意义服务

复元理念强调精神障碍者应该在伴随症状和污名的情况下，依然过一种有意义、有价值的生活。因此，生活意义服务即通过开展“同伴支持”行动，基于社会工作自助、互助的理念，鼓励康复情况较好的精神障碍者开始为其他康复者提供服务，并协助他们在提供助人服务的过程中获得成就感和价值感，强化自我的身份重建，增强日常生活的积极意义。

社会工作者推动成立了 Y 街道“康乃馨”同伴支持团队，并动员了 6 位临床稳定期在 6 个月以上、危险性等级在 0～1 级、服药依从性较好且有助人意愿和助人能力的精神障碍者成立了同伴辅导员队伍，社会工作者通过培训增能、身份赋权等方式支持同伴辅导员每月定期开展面向其他精神障碍者的同辈服务。

（四）生活环境服务

生活环境主要关注了两个方面。一是精神障碍者的家庭环境，社会工作者通过开展收纳小组，协助精神障碍者有能力改善自己的居家生活环境，同时促进家庭关系的改善。二是社区和社会环境，社会工作者通过：①开展“微光行动”社区志愿服务，营造关爱、友善的社区氛围；②开展社区倡导和社区教育活动，具体开展全国助残日和世界精神卫生日的宣传活动、“复元之路”精神健康新春联欢会和精神健康运动会等，倡导一种包容、理解的社区环境。

2020 年 1 月，社会工作者组织开展了“复元之路”成都市第一届精神健康新春联欢会，动员并支持精神障碍者完成节目的准备和表演；2020 年 10 月，社会工作者在 Y 街道组织开展了“复元之路”成都市第一届精神健康运动会，精神障碍者在社区环境得以通过一种别样的方式发声并展示自己。

（五）生活场景服务

因为精神疾病的特殊性，精神障碍者与现实世界的联系较弱，更多是活在一个被建构的世界中，或缺少社区参与，与现实社区生活连接太少。生活场景服务，即依托于节庆时间，结合具体的社区场景开展社区及外出主题活动，社会工作者开展了春游、端午节及中秋节外出活动，通过活动中的参与和互动，加强了精神障碍者同现实生活的连接，增强了“活在当下”的现实感。

第五节　评估总结

一、服务的创新

（一）实务创新

成都本地精神健康社会工作服务才开始探索，极少机构涉猎本领域服务，在无其他经验借鉴的情况下，“生活为本”的精神健康社会工作服务的探索本身就是一种实务创新。

（二）机制创新

“生活为本”的精神健康社会工作服务在整合社会工作服务的视角下，聚焦于提升精神障碍者的日常生活掌控能力，分析精神障碍者的日常生活需要，为其提供生活信心服务、生活能力服务、生活意义服务、生活环境服务和生活场景服务，这是一种服务机制的创新。

（三）理论创新

“生活为本”的精神健康社会工作服务融合了精神康复的“复元”理念，社会工作的“人在情境中”“自助互助”“优势视角”等理念，是在本土情境中扎根、生长出来的一套服务框架和服务模式，且具备一定的复制推广价值和意义，可以视作理论创新。

（四）策略创新

“生活为本”的精神健康社会工作服务加强了和高校的联动，鼓励精神障碍者进高校宣讲，既是回应高校学生精神健康的客观需要，同时在康复者自我代言、身份重建及社会倡导的具体行动层面是一种策略创新。

二、服务的成效

（一）生产了社会工作实践知识

“生活为本”的精神健康社会工作服务是成都利川扎根成都本地情境开展的、具有整合社会工作服务思维的社会工作实践过程，同样是自实践场景中提炼出来、具有内在服务逻辑的实践模式。我们认为这就是社工在实务中生产出来的、有价值有意义的实践知识。

（二）展示了专业社会工作服务

“生活为本”的精神健康社会工作服务是在社会工作者扎根社区，深耕特定人群服务的过程中生长出来的，具有本土特色及专业特点的、创新的服务模式。在该服务框架中，社会工作者展示了个案、小组、社区及社会倡导等专业服务方法在回应服务对象需要时的应用，同时也创新了对于精神障碍者的干预服务，对于提高本地专业服务水平有积极的促进作用。

（三）改善了服务对象处境

“生活为本”的精神健康社会工作服务，从生活信心、生活能力、生活意义、生活环境和生活场景共同介入，通过开展服务，精神障碍者及其家属对社会工作者有了认识，感受到来自党和政府以及社会大众的关注和关心。项目通过社工的参与，链接多专业及部门资源，共同开展社区康复服务，过程中有许多的挑战，但我们仍欣喜地看到了服务对象处境的积极变化。

（四）创新了社会治理服务

"生活为本"的精神健康社会工作服务围绕精神障碍者及家庭，开展能力提升、社交恢复、社会融入、环境营造等服务，推动社工、社区和社会组织联动，成立自助互助组织，支持倡导社区教育行动，增强其幸福感和获得感，维护社区环境和谐、稳定，营造残疾人友好社区氛围。这一系列举措，同样是社会治理的创新服务。

（五）补充了基层工作内容

精神障碍人士作为社会的边缘群体，因其疾病的特殊性而被贴上了很多负面的标签，家庭及社区、社会也承担了极大的压力。"生活为本"的精神健康社会工作服务，加强了对精神障碍者的专业服务，协助街道及社区对精神障碍群体的现状及需要有了更全面的了解，补充了对精神障碍者的管理和服务。

三、总结与反思

（一）运用整合的视角看待服务对象的问题

问题是在人与人、人与环境的互动过程中产生的，服务对象的问题及需要更是多主体、人与场景相互纠缠的，因此，我们回应服务对象的需要，不能只是单独地将其从场景中拎出来，割裂地看待其问题及需要，更需要运用整合的视角将人的问题和场景连接起来。

（二）运用整合的方法回应服务对象的需要

在整合的视角下，社会工作服务不应该"唯方法论"，简单地用"方法"将服务对象的问题割裂看待，而是需要运用整合的社会工作视角去看待并行动。在"生活为本"的精神健康社会工作服务中，即在尊重精神障碍者需求的客观性、复杂性的背景下，基于整合社会工作的视角，在生活信心服务、生活能力服务、生活意义服务、生活环境服务和生活场景服务中，整合运用个案、小组、社区及社会倡导的方法。

（三）运用实践研究的方法生产出实践知识

生产实践知识是社会工作者的价值和使命之一，社会工作者通过实务过程产出实践知识需要将实践同研究相结合，加强实践研究。“生活为本”的精神健康社会工作服务框架来源于成都利川的实践过程，仍需要通过实践研究去不断地丰富和发展。

第二篇

精神健康社会工作服务工具箱

第一章　访视服务

第一节　行动表：准备家庭访视[①]

一、背景

精神健康社会工作服务进入一个新的地域时，应主动与本地街道、社区对接，介绍服务内容、建立关系、了解服务对象概况，并邀请社区相关工作人员向服务对象介绍社会工作服务，以上是开展服务的首要任务。家庭访视服务作为精神健康社会工作服务的基础和开端，在整个服务过程中都占据重要位置，因此为家庭访视服务做好充足的准备是开展社会工作专业服务的第一步。

二、理念

家庭访视前的准备工作是与精神障碍者建立良好工作关系的重要一步，准备是否充分会直接影响到社工与服务对象信任关系建立的成败。通常，社工在家庭访视前会依据社区提供的精神障碍者名单进行分析，了解精神障碍者的年龄、性别、残疾等级、学历、婚姻等基本情况，随后筛选出人户一致的、居住在本社区的、临床稳定期至少在 3 个月以上且危险性等级在 0 ~ 1 级的精神障碍者开展家庭访视工作。本节主要介绍的是家庭访视前的准备工作。

三、目标

1. 了解辖区内精神障碍者的基本情况和基础信息；

2. 筛选家庭访视对象；

---

① 本节作者为曾洪成。曾洪成，毕业于四川国际标榜职业学院社会工作专科，助理社工师，成都利川助理项目主管，从事精神障碍社区康复服务 5 年，擅长精神障碍者访视服务、社会参与服务等。

3. 明确家庭访视目标；

4. 罗列家庭访视提纲。

四、主要行动

1. 收集服务对象数据

通过项目所在街道或社区负责相关工作的人员获得社区精神障碍者名单，对项目覆盖的精神障碍者的基本信息作初步了解。

2. 筛选数据

与街道精防医生、社区残疾专干联系，筛选出人户一致、临床稳定期至少在 3 个月以上且危险性等级在 0～1 级的精神障碍者名单。

3. 约见家庭访视

社工通过电话与精神障碍者或家属提前 2～3 天约定家庭访视时间、地点等。制订探访计划，包括探访时间、顺序、人数、交通方式等，并邀请社区残疾专干或社区精防医生同行。

4. 制定访谈提纲

针对服务对象群体、家庭、个人特征制定详细的访谈提纲，罗列本次探访服务内容，在探访中以访谈提纲为主，做好探访记录，扎实工作。

5. 准备家庭访视携带资料及工具

准备与家庭访视相关的表格（详见附录 2《家庭访视记录表》），带上机构宣传单、项目宣传单等相关资料和笔、笔记本、小礼物等，如需录音笔、相机等，也一并带上。

6. 熟悉疾病及政策

社工做好专业准备，提前熟悉精神疾病的类型、常见表现、常用药物及药物副作用等基础疾病常识。了解精神障碍相关政策，如长期照护保险、阳光救助、特殊门诊办理流程、精神疾病鉴定流程、残疾证办理流程、免费服务政策、长效针剂政策等。

五、注意事项

1. 入户家庭访视工作人员人数：家庭访视时至少需要两名人员一同前往，保障工作人员安全；若是多方联合家庭访视，人数不超过 5 人，避免造成精神障碍者恐慌；新社工最好与老社工共同前往。

2. 入户前介绍本次家庭访视目的，确定好工作人员在家庭访视中的分工，避免在家庭访视中随意打断家庭访视对话。

3. 避免隐私泄露：所有工作人员需对精神障碍者基础信息进行保密，非必要不得将相关数据信息向第三方透露。

4. 避免收集重复信息，造成二次伤害：社工在家庭访视前需到社区与社区残疾专干和社区精防医生面谈，对辖区内的精神障碍者及其家庭状况作进一步的了解。

5. 注意电话和家庭访视的时间安排：社工打电话时注意表达清晰，约定的入户探访时间尽量避开饭点、午休等家庭不方便的时间（详见附录1《电话约见家庭访视话术》）。

6. 着装得体：社工家庭访视时可穿工装并佩戴工牌，宜简洁大方，最好穿长裤、平底鞋，不佩戴贵重首饰，不化浓妆和喷香水。

7. 二次确定约定信息，避免服务对象遗忘：在约见的当天电话联系服务对象，再次核实家庭访视时间、地址以避免精神障碍者或家属遗忘。

六、伦理考量

1. 在家庭访视前可能会遇到社区或者社区卫生中心要求顺便做某些工作，社工可以委婉拒绝并告知社工是依据项目内容来开展服务，鼓励明确双方的合作范围与界限。

2. 在电话预约家庭访视过程中经常会遇到服务对象拒绝上门家庭访视和不愿意透露自身情况的情况，社工应尊重服务对象的决定。如对方拒绝到家里，可以尝试约到社区其他对方信任、接受的地方进行面访。如对方仍拒绝家庭访视，可电话告知对方有需求可与社工联系。

3. 因穿着工作制服在家庭访视路上会引起路人、邻居的围观和议论，是否穿工作服和戴工牌，应视具体情况认真考量，尽量避免给服务对象带来非议和贴标签的困扰。

七、专业反思

1. 新手社工在预约精神障碍者家庭访视过程中经常会遇到家属以各种理由拒绝社工家庭访视的情况，会对社工的自信心有所影响，使其产生紧张畏惧的情绪。精神障碍者本就是一个隐秘性很强且缺乏安全感的群体，社工应该尊重和接纳他们，一步一步积累家庭访视经验才能完成自己的蜕变。

2. 精神障碍者并不像大众媒体报道的那样都有伤人和肇事肇祸的行为，回归到社区康复的精神障碍者都是一个稳定的状态，在家庭访视前社工不需要有太多的恐惧心理，充分地做好心理准备，用平时日常交流的状态才能与精神障碍者建立良好关系。

附录 1：电话约见家庭访视话术

您好！我是 ××× 社区的社工。（第一次打电话可以通过社区拉近与服务对象的距离。）

请问您是 ××× 或 ××× 的家人吗？（确定是本人还是家人，如是本人可以根据姓名、性别与年龄情况称呼，如李姐、王叔等，如是家人可以问贵姓，然后根据情况称呼，如王阿姨、张伯伯，这样可拉近距离，减少陌生感。）

××× 您好！我们主要是为社区的精神障碍者及家属提供服务。前期通过社区 ×× 残疾专干了解到 ××× 是 × 级精神障碍者。

（等待对方回答。）

今天打电话主要是想知道你们 ×× 是否有空，我们计划到家里了解 ××× 现在的情况、家里的困难及介绍我们可以提供的服务内容。

（如对方答应，社工需继续了解服务对象现在与哪些家人一起居住及精神状况，如状况稳定可核实约见的时间及家庭地址进行入户家庭访视，如状况不稳定可与家人约到社区等进行面谈或者待案主状况稳定后再约家庭访视。）

附录 2：家庭访视记录表

基本信息表

<table>
<tr><td>姓名</td><td></td><td>身份证号码</td><td></td><td>性别</td><td>□男　□女</td><td>编号</td><td></td></tr>
<tr><td>婚姻状况</td><td colspan="3">□未婚　□已婚　□离异
□丧偶</td><td>文化程度</td><td colspan="3">□本科及以上　□专科及高中
□初中　□小学　□文盲</td></tr>
<tr><td colspan="8">居住情况：□与亲属共同生活　□与朋友共同生活　□独自生活，但家人定时探望
□独自生活</td></tr>
<tr><td>共同居住者（可多选）</td><td colspan="7">□父母　□配偶　□子女　□同胞
□亲戚　□朋友　□同学　□同事　□其他________　□无</td></tr>
<tr><td>与共同居住者的关系</td><td colspan="7">□好　□良好　□一般　□差　□很差　□独居</td></tr>
</table>

续表

<table>
<tr><td>家庭住址</td><td colspan="4"></td><td colspan="2">联系电话</td><td></td></tr>
<tr><td rowspan="5">疾病状况</td><td colspan="2" rowspan="5">初次发病确诊时间：
诊断医院：
诊断结果：</td><td colspan="5">最近三次发病住院时间：</td></tr>
<tr><td colspan="2">时间</td><td colspan="2">医院</td><td>住院天数</td></tr>
<tr><td colspan="2"></td><td colspan="2"></td><td></td></tr>
<tr><td colspan="2"></td><td colspan="2"></td><td></td></tr>
<tr><td colspan="2"></td><td colspan="2"></td><td></td></tr>
<tr><td>疾病种类</td><td colspan="7">□精神分裂症　□双相情感障碍　□偏执性精神障碍
□分裂情感性精神障碍　□癫痫所致精神障碍　□严重精神发育迟滞　□其他_____
残疾证等级：□一级　□二级　□三级　□四级　备注________________</td></tr>
<tr><td>既往症状</td><td colspan="7">□幻觉　□交流困难　□喜怒无常　□行为怪异　□猜疑　□兴奋话多　□伤人砸物　□悲观厌世　□无故出走　□自语自笑　□孤僻懒散　□其他________</td></tr>
<tr><td>既往行为</td><td colspan="7">□攻击、冲动行为史　□犯罪史　□严重自伤、自杀行为史　□药物、酒精滥用史
□具有冲动、判断力差、不成熟、情绪不稳、自控力差等性格特征
□具有反社会型、冲动型人格特征　□早年不良家庭环境、遭受父母虐待　□无</td></tr>
<tr><td>目前行为 / 危险</td><td colspan="7">□已发生危害他人安全的行为　□存在危害他人安全的危险
□已发生自杀、自伤行为　□存在自杀、自伤的危险
□无上述行为或危险</td></tr>
<tr><td rowspan="6">曾获取支持</td><td>门诊</td><td colspan="6">□是　门诊地点________　□否</td></tr>
<tr><td>住院</td><td colspan="6">□是　曾住院________次　住院地点________　□否</td></tr>
<tr><td>用药</td><td colspan="6">□自取　□送药上门　□其他________</td></tr>
<tr><td colspan="7">□院内康复　□社区康复　□康复机构　□其他（请注明）________</td></tr>
<tr><td colspan="7">□随访服务　□政策宣传　□残疾补助　□志愿助残　□其他________</td></tr>
<tr><td colspan="7">□就业介绍　□就业培训　□其他（请注明）________</td></tr>
<tr><td rowspan="9">目前用药情况
□特殊门诊
□自费购药
□药物救助
□其他_____</td><td>时间</td><td colspan="2">药品名称</td><td>剂量</td><td>次数</td><td colspan="2">用药反应</td></tr>
<tr><td></td><td colspan="2"></td><td></td><td></td><td colspan="2" rowspan="8">□震颤　□静坐不能
□肌肉僵硬　□眩晕
□乏力　□嗜睡
□恶心　□便秘
□呼吸困难
□月经紊乱
□体重增加
□ QTC 延长
□饮食异常
□无　□其他_______</td></tr>
<tr><td></td><td colspan="2"></td><td></td><td></td></tr>
<tr><td></td><td colspan="2"></td><td></td><td></td></tr>
<tr><td></td><td colspan="2"></td><td></td><td></td></tr>
<tr><td></td><td colspan="2"></td><td></td><td></td></tr>
<tr><td></td><td colspan="2"></td><td></td><td></td></tr>
<tr><td></td><td colspan="2"></td><td></td><td></td></tr>
<tr><td></td><td colspan="2"></td><td></td><td></td></tr>
<tr><td>服药依从性</td><td colspan="7">□规律　□间断　□不服药　□医嘱无须服药</td></tr>
</table>

续表

<table>
<tr><td>服药方式</td><td colspan="4">□自行服药　□他人给药自己服　□注射给药　□医嘱停药　□其他________</td></tr>
<tr><td>自理能力
衣食住行</td><td>□基本自理</td><td>□需他人协助</td><td>□丧失自理能力</td><td>备注________</td></tr>
<tr><td>经济情况</td><td colspan="4">经济状况
□好　□一般　□较差　□贫困（按当地贫困线标准）
经济来源
□工资　□积蓄　□家人支持　□政府救助（□低保　□残疾人补贴）
□其他________　□无
工资收入　家庭收入______　个人工资收入______
社保　□城乡居民医保（□一档______元/年　□二档______元/年）
□长期照护险______元/月
□特殊门诊（报销额______元/季度）
民政　□最低生活保障______元/月
□高龄补贴______元/月
医疗救助：（□阳光救助______元　□临时医疗救助______元
□资助参保，资助金额______元/月）
其他________________
残联　□服药救助卡（______元/月）
□重度残疾护理补贴（______元/月）
其他________________
国家卫生健康委　□免费体检__次/年
□门诊免费服药（服药救助______元/月）
其他部门________________</td></tr>
<tr><td>支出状况</td><td colspan="4">□衣食支出________元/月　□医疗保健________元/月
□居住支出________元/月　□购买社保（商业保险）________元/月
备注________________</td></tr>
<tr><td>社交活动及兴趣爱好</td><td colspan="4">□无异常，或仅轻微
□确有不参加某些活动，而在家人或其他人看来他应该是也能够参加的（想参加活动，但腿脚不便）
□无活动，完全回避应参加的活动
兴趣爱好________________</td></tr>
<tr><td rowspan="5">（社工初评）
目前需求</td><td>类别</td><td colspan="2">康复者</td><td>家属</td></tr>
<tr><td>身体需求</td><td colspan="2">□住院就医　□门诊
□服药训练和管理
□康复训练和指导</td><td>□慢病管理</td></tr>
<tr><td>心理需要</td><td colspan="2">□心理咨询　□心理疏导</td><td>□心理压力疏导
□陪伴服务</td></tr>
<tr><td>社会需要</td><td colspan="2">□对接政策资源　□同伴支持
□疾病知识培训　□社交技能训练
□生活自理能力训练
□家庭沟通技巧</td><td>□支持网络
□家属团体支持
□家属照料培训
□疾病知识培训
□家庭沟通技巧</td></tr>
<tr><td>其他</td><td colspan="2"></td><td></td></tr>
</table>

续表

家庭成员结构图		[文字说明]
服务对象生态图		[文字说明] 社会(朋辈): 社区: 邻居: 家庭:
备注		

访视记录表

<table>
<tr><td>时间</td><td colspan="5">地点</td><td>第____次访视</td></tr>
<tr><td>访视人员</td><td colspan="5"></td><td>访视对象
□案主本人____
□其他(与案主关系)____</td></tr>
<tr><td>本次访视目的</td><td colspan="6"></td></tr>
<tr><td rowspan="15">日常生活安排表(24h)</td><td rowspan="2">时间</td><td rowspan="2">地点</td><td rowspan="2">内容</td><td colspan="2">相关他人</td><td rowspan="2">形式</td></tr>
<tr><td>支持者</td><td>冲突者</td></tr>
<tr><td>0:00—7:00</td><td></td><td></td><td colspan="2" rowspan="13"></td><td></td></tr>
<tr><td>8:00</td><td></td><td></td><td></td></tr>
<tr><td>9:00</td><td></td><td></td><td></td></tr>
<tr><td>10:00</td><td></td><td></td><td></td></tr>
<tr><td>11:00</td><td></td><td></td><td></td></tr>
<tr><td>12:00</td><td></td><td></td><td></td></tr>
<tr><td>13:00</td><td></td><td></td><td></td></tr>
<tr><td>14:00</td><td></td><td></td><td></td></tr>
<tr><td>15:00</td><td></td><td></td><td></td></tr>
<tr><td>16:00</td><td></td><td></td><td></td></tr>
<tr><td>17:00</td><td></td><td></td><td></td></tr>
<tr><td>18:00</td><td></td><td></td><td></td></tr>
<tr><td>19:00</td><td></td><td></td><td></td></tr>
</table>

续表

<table>
<tr><td rowspan="7">日常生活安排表（24h）</td><td rowspan="2">时间</td><td rowspan="2">地点</td><td rowspan="2">内容</td><td colspan="2">相关他人</td><td rowspan="2">形式</td></tr>
<tr><td>支持者</td><td>冲突者</td></tr>
<tr><td>20:00</td><td></td><td></td><td colspan="2" rowspan="5"></td><td></td></tr>
<tr><td>21:00</td><td></td><td></td><td></td></tr>
<tr><td>22:00</td><td></td><td></td><td></td></tr>
<tr><td>23:00</td><td></td><td></td><td></td></tr>
<tr><td>24:00</td><td></td><td></td><td></td></tr>
<tr><td>访视内容</td><td colspan="6"></td></tr>
<tr><td>访视结果</td><td colspan="6"></td></tr>
<tr><td>接下来的工作计划</td><td colspan="6"></td></tr>
<tr><td>访问员感受</td><td colspan="6"></td></tr>
<tr><td>照片 / 位置图</td><td colspan="6"></td></tr>
</table>

第二节　行动表：家庭访视[①]

一、背景

成都利川自 2016 年开始探索精神障碍社区康复社会工作服务，访视服务为其他服务的开展奠定了坚实的基础，迄今为止成都利川已走访 3000 余户精神障碍者家庭，开展近万次访视服务，通过访视服务，社工走进精神障碍者的家中，了解他们、走近他们、服务他们，将精神障碍康复服务深入社区当中。

二、理念

访视服务是精神障碍社区康复社会工作服务的基础，也是至关重要的一个环节，需要社工主动深入康复者的日常生活场景，在康复者熟悉的环境中进行对话。访视服务的好坏直接影响到后续服务数量、服务范围、服务成效。访视服务重要的是走进精神障碍康复者及其家属的生活场景，设身处地站在他们的角度看待问题，这是社工与精神障碍康复者和家属建立信任关系的重要方式，在此基础上康复者及家属才有可能把内心的感受、事件、经历等告知社工。

社工通过访视服务与精神障碍康复者及家属建立专业关系、获得患者及家属的基本信息、居家环境情况等并初步评估需要，进而对服务对象及家庭进行筛选、分类，为后期开展精神障碍社区康复服务（个案工作、健康管理、家居环境改造、社会参与、家庭访视回访等）提供支撑。社工依据访视服务掌握的精神障碍康复者病情及康复信息、家庭现状，进行不同频率的回访工作，开展动态性评估，及时了解个人及家庭需要。这种入户交流灵活机动、便于进行，而且关系建立得比较长效具体，更具针对性、稳定性。访视服务实施主体主要由拥有社会工作专业学位或受过诸如咨询、社会工作等整个培

① 本节内容作者为岳丽君。岳丽君，宜宾学院社会工作专业教师，成都利川原副主任。西南石油大学社会工作硕士，中级社工师。从事精神健康社会工作 3 年。擅长精神障碍者访视服务、个案服务、同伴支持服务。

训的其他专业人员构成。

三、目标

1. 建立专业关系；
2. 了解康复者及家庭的现状和生活史；
3. 需求收集与回应，为开展后续服务做铺垫。

四、主要行动

（一）访视服务开始阶段

1. 社工需要在约定的时间准时到达，敲门，准备鞋套，主动介绍自己并询问是否 ××× 家，确定及获得访视对象或家人同意后，进入家里。

2. 在敲门时会遇到无人应答的情况，可以电话再与访视对象或家人联系。遇到约定好的，但由于访视对象或家人对社工不信任拒绝开门的情况，如有社区工作人员陪同可让其沟通；如没有，社工可以电话联系社区工作人员，消除访视对象或家人的担心。如果遇到通过社区工作人员的沟通进门后，又被访视对象或家人要求离开的情况，社工可以先行离开，并继续保持电话跟进，待信任感进一步提升后再入户访视。

3. 社工顺利进门后，如访视对象或家人没有安排特定的座位，社工应进门后快速观察家里的位置情况，主动选择一个便于与所有家人交流的中心且安全的位置并在获得同意后入座。

4. 部分访视对象及家人会提出给社工倒茶，社工应谢绝，尽量不给访视对象添麻烦。

5. 社工走进访视对象家中时就要开始观察，如家里的硬件情况、家庭氛围、卫生、家具位置、明亮程度、爱好（家里绿植、宠物、茶具、书籍、字画、文玩等）。

6. 一般情况下，依照年龄称呼康复者，年龄小一些的称呼小 × 或者直呼名字，年龄稍大的可称 × 哥或 × 姐，年长的称 × 叔、× 阿姨等，有助于实现平等亲近的交流。

7. 在访视过程中社工应保持放松、专注，带有亲切感。

（二）访视服务中期阶段

1. 入座后，社工可以通过天气、热点时事、新闻、健康状况、家常等内容开启话题，也可以通过访视对象的口音，家中摆放的物品、装饰、绿植等具有家庭特色的事物开启交谈。然后对机构的服务情况、项目情况及社工的自身情况做介绍并确认访视对象是否清楚。

2. 在交谈的前段，社工应围绕访视对象感兴趣、愿意交流的话题展开沟通，减少自己访视的目的性且不要拿出纸和笔、拍照、录音等，这样有助于消除访视对象的戒备，促进信任关系的建立。

3. 通过轻松的话题打开对话场景后，可将谈话自然地转换到访视目标，社工在了解访视对象及家庭情况时应从简单的话题开始，一些敏感性的话题，如家庭收入、资产、婚姻状况、案主患病史等，需根据当时与访视对象及家人沟通情况来判断是否谈论以及谈论到何等程度。在谈到与性别相关的话题时，如生育、经期等，应由同性的社工进行交流，以便访视对象进行更多的分享。

4. 在获得访视对象及家属基本信息后，进行初步的评估，有针对性地介绍项目中的服务并邀请参加（可展示服务照片、视频、公众号推文，由社工讲解），进一步对访视对象参与精神障碍社区康复社会工作服务的态度及想法进行评估。

5. 如在访视服务中出现访视对象情绪波动等情况，社工可实时结束当前的谈话内容，在与其家人交流后，决定是否停止访视。

（三）访视服务结束阶段

1. 结束访视前，社工应留下机构的宣传单及联系方式，如有服务包则更好，并确认访视对象是否清楚，并欢迎访视对象参与机构的康复活动及告知访视对象在遇到问题时电话联系，可再次强调社工的名字。

2. 结束访视后，社工应记得将自己的物品带走，勿遗留在访视对象家中。

3. 社工与访视对象进行礼貌告别，表达希望能再次相见，叮嘱访视对象照顾身体，婉拒访视对象送下楼。

4. 对于访视对象送金钱和礼物的情形，社工需耐心向其解释，提供服务是应尽的工作职责，讲明机构的要求并婉拒。

五、注意事项

1. 访视服务至少两人结伴而行，避免单独前往，外出前向同事交代清楚自己的去向、预计探访结束时间。提前查好路线，做好时间安排，不迟到或比约定的时间提前很多到。

2. 进门后适当选择进门处或面对门的位置入座，方便有突发情况时离开。

3. 访视服务时，通常都是康复者家属说得比较多，有些问题康复者能回答、能交流，但康复者家属因习惯为康复者做很多事情，所以经常忽略康复者的能动性。社工可以做提示，让康复者发声，如果康复者本人不愿说话，就不用强迫；如果康复者在场会影响到谈话进行，可下次换个场所展开。

4. 康复者及家属由于病耻感、社会歧视等对语言比较敏感，社工尤其要重视自己的用语及用心观察康复者及家属的表情，根据现场状况及时调整自己的讲话。在访视对象对所提问题或谈话不愿继续时，社工一定要适可而止，否则容易增加访视对象的抵触情绪。

5. 社工不应将思维禁锢在访视记录表或者访视提纲中，应结合当时的具体情况做调整，不要一心只想获取自己所需要的信息，这样不利于信任关系的建立，也会影响到后续工作的开展，如一次访视未获得全面的信息，后期可通过再次访视或电话了解，不急于求成。

6. 访视过程中不仅要交谈，还要用眼睛去观察访视对象的家庭环境与家庭关系等。

7. 访视服务中需要拍照、录音、记录时一定要征得访视对象同意。拍照在自然的状态下进行即可，切忌摆拍。第一次访视建议不录音、不拍照、不记录。

8. 社工在访视服务中应不止一次传达所提供的服务，希望在项目的周期内可以持续地为其服务。

9. 在访视过程中注意倾听的技术，听清楚问题、听清楚细节，留意语言背后的意思，少说多听，适当运用重复、复述、总结、解释、澄清、聚焦等会谈技术。

10. 在访视过程中，如果没有十足把握和资源解决访视对象的问题就不要轻易许诺，可以和访视对象表明进一步了解后再与其联系。

11. 在开展访视服务时会遇到访视对象穿着裸露的问题，这时可让同性社工或者家人进行提醒，待康复者穿好衣服或回自己房间后再进入。

12. 在访视中，社工如遇到访视对象或其家人提出的问题无法回复时，应真实地回答，并表示将做相关了解再及时回复。

13. 在访视接近尾声时，社工可以提出拍照的需要，并告知访视对象拍照的用途，强调隐私保护，征得访视对象同意后再拍照，如不同意则不拍。

14. 社工应注意观察访视对象的状态、访视的时间（第一次访视建议时间30～45分钟，不宜超过1小时）、访视范围等，在合适的情况下提出结束本次访视。

六、伦理考量

1. 在访视服务中，社工应拒绝接受贵重物品，对于价值不高的物品，考虑到服务对象分享的需求，可适度接受并陈列在服务点位中，用于纪念或者分享给其他服务对象。

2. 在访视服务中，遇到遭遇困境的服务对象及家属时，社工可能会同情他们的遭遇而影响工作的开展，这时社工应及时地自我调整，如果无法调整好自己的状态就转介其他同事。

3. 在访视服务中，遇到服务对象的需求与社工个人特质相冲突时，社工可以根据个体情况找到可以介入跟进的空间，必要时寻求转介。

七、专业反思

1. 访视服务是进入康复者的生活场景与康复者家庭进行沟通，可以促进康复者及家属与社工之间建立信任关系、对康复者的生命历程有更多维的认识。同时，访视也有助于让康复者感受到社会的关爱与支持，增强其生活信心。

2. 通过访视服务，社工对精神障碍康复者及家庭有了全面且深入的了解，促进社工为其开展更为合适、高效的服务。

3. 社工掌握服务辖区内相关精神障碍的政策、各医院的领药和住院事项等，会使家庭访视进行得更加顺利且更易建立关系。

4. 访视服务可促进精神障碍康复者家庭沟通的氛围，为康复者及家属提供一个相对良好的沟通平台。

5. 在访视服务中，社工要设身处地从访视对象的角度去看和感受，使其觉得被理解和接纳。

6. 在访视服务中，社工要察觉权力关系引起的不平等，如社工和服务对象之间的权力关系不平等，会引起服务对象无条件附和；家庭成员中照顾者和康复者之间的权力关系引起康复者缺乏表达空间等。

第二章　个案服务[①]

行动表：个案服务的准备与实施

一、背景

由于能力和经验限制，社工在初入社区开展社区康复服务时，主要做一些介入目标明确、介入过程简单的个案，如协助申请办理相关服务、进行简单的家居清洁或家居环境改造等；随着服务积累，与服务对象及各相关方建立关系后，社工开始尝试触碰一些情况较为复杂的个案，如进行社会功能恢复提升、家庭沟通方式改善等类型的个案跟进。

二、理念

社会工作能力视角代表人物丹尼斯·萨利比（Dennis Saleebey）认为，能力视角强调两件事：个体有在环境的帮助下治愈和纠正自己的能力，相信生活并非目前如此的信念和希望感[②]。人的能力是人与社会环境之间一种复杂的互动交流，能力视角提出在“怎样改变”的整体框架下看待人的能力与问题，即把问题看作人在面对环境挑战时的无效回应方式，能力是人在面对环境挑战时的有效回应方式[③]，环境的改变带来机遇，机遇带来要求，要求带来了精神康复者学

---

① 本章作者为代琼瑶。代琼瑶，毕业于厦门大学社会工作本科，中级社工师，成都利川金牛区主管，从事精神障碍社区康复服务 5 年，擅长精神障碍者访视服务、家属支持服务及精神健康社会倡导服务。

② SALEEBEY D. The strengths perspective in social work practice: extensions and cautions [J]. Social work, 1996, 41 (3): 296–305.

③ 童敏. 个案工作发展的基本逻辑与中国本土化框架选择 [J]. 社会科学辑刊, 2018(2): 62–68.

习和实践的机会。

由于精神康复者个体状况的差异性、复杂性、循环性，单一助人方法无法实现良好的服务成效[①]，因此，精神康复者改变需要调动多专业力量共同参与。个案工作发展的基本逻辑与具体实践共同决定了我国本土个案工作的基本逻辑框架是一种将西方场景化个案工作、专业化个案工作以及综合化个案工作整合为一体的服务逻辑，是一种以场景化服务为基础，在综合化服务的框架下寻找专业化服务的个案工作[②]，因此，在社区精神康复者的个案跟进中，重视和理解精神康复者的日常生活场景，以及他们在其中的喜怒哀乐是开展专业个案服务、促成案主改变的基础。

成都利川在精神康复个案跟进工作中主要遵循以下两种理念。

1. 从能力视角“怎样改变”的整体框架下看待精神康复者的能力与问题。

2. 人在情境中，精神康复者的改变要与其身边的人及所处环境联系起来。

三、目标

1. 提升与发展精神康复者日常生活能力；

2. 精神康复者与周围他人建立协作关系。

四、主要行动

社区精神康复个案跟进工作流程如图 2–1 所示。

（一）接案

精神康复个案来源主要有以下几个类型。

1. 社工外展发现类。在精神健康访视服务或精神康复站点常态活动中，社工通过专业评估发现康复者需求，与之接触并建立关系，了解其真实情况，使其认识自己目前的生活境况及改变可能，协助其作出是否采取行动进行改变的选择，促使康复者进入服务对象的角色。

---

① 蒋琳娜，刘苏敏，吴琦. 社会工作介入住院慢性精神障碍患者个案管理的探析：以上海市民政 Y 精神卫生中心为例［J］. 西部学刊，2020（2）：47–50.

② 童敏. 社会工作的能力视角：一种以人为本的研究策略［J］. 马克思主义与现实，2008（1）：114–118.

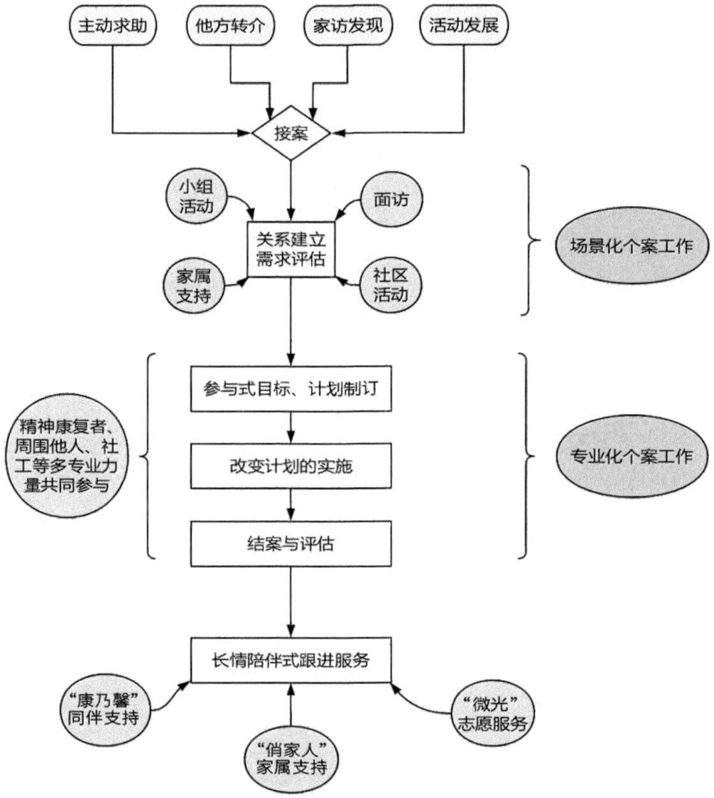

图 2–1　社区精神康复个案跟进工作流程

2. 社区、医院、派出所等相关部门转介类。对于处于急性发病期、有伤人伤己风险的精神康复者，应启动危机干预程序或应急处置机制；对于非危机干预类转介服务对象，社工应尽快安排与服务对象见面会谈，进一步接入常规流程。

3. 康复者及家属主动向社工求助类。这一类精神康复者及家属在求助时一般会有较明确的需求，如增加社交、缓解情绪压力、职业康复等，社工接待主动求助的精神康复者或家属时，应评估求助问题是否属于机构服务范围，以决定是否转介。如果符合机构服务宗旨，则开始收集基本信息，澄清服务目标，建立个案档案等。

（二）建立关系

1. 定期家庭访视面谈：家庭探访有助于社工观察精神康复者日常生活环

境。一方面，精神康复者的日常生活与其精神健康状况息息相关，家庭访视时收集到的信息是需求评估的重要依据；另一方面，在服务对象熟悉的生活情境中更容易与之建立起信任关系和良好互动。

2. 通过照护者进行关系建立：对外界排斥、抗拒社工接触的精神康复者，社工可以先通过家属支持服务让家属了解和认识社工的身份，进而与家属建立信任合作关系。然后通过询问“您觉得他最需要什么帮助？您觉得我们需要做些什么才能够和你们一起有效地帮助他？”了解家属对服务对象生活状况的态度和今后的打算。

3. 团体活动中建立关系：在团体活动中营造安全、包容的环境，同时注意观察服务对象在团体中的表现及与他人的互动状况。

4. 大型社区活动中建立关系：外出游玩类的社区文娱活动有助于社工迅速与服务对象建立关系。

（三）预估

精神康复个案接案预估主要从以下两个方面进行评估。

1. 精神障碍者：社工需要评估精神障碍者是否面临某种困难处境、存在多种需要、长期处于某种情绪等自身无法解决或动用目前能运用的资源都无法解决的问题或无法满足的需要，并且愿意接受社工的服务。

2. 机构与社工：首先，需要评估精神障碍者的问题需求是否属于机构服务范畴，如不属于机构服务范畴则转介至能够提供相应服务的机构；其次，需要评估接案员是否有能力与服务对象共同应对其问题和需求，如接案员无法处理，需转介至机构中有经验的社工。

（四）需求评估

1. 需求评估的内容首先包括服务对象基本信息、病史状况、服药情况、家庭经济状况等基础信息；其次包括服务对象问题与困扰分析、压力与困难、内外在阻力等信息；最后包括服务对象的能力与发展状况、互动交往状况、内外在资源等能力与优势信息。

2. 应结合精神障碍者实际情况选择适用的需求评估框架，全面收集精神障碍者信息，进行系统需求分析，并撰写个案需求评估报告。

（五）制订服务方案

1. 精神康复个案改变目标与改变计划的制订需要有精神障碍者的参与。

2. 个案目标制定要有阶段性递进，帮助服务对象在服务过程中获得成长感，避免因目标过高给服务对象带来挫败感。

（六）介入

1. 执行与服务对象共同制订的介入计划，过程中尽量保证服务对象主体性。

2. 社工应掌握精神健康社会工作沟通技巧，情绪管理、危机干预等服务技巧。

（七）成效评估与结案

1. 根据设定的目标进行成效评估，撰写成效评估报告，并与服务对象确认后结案。

2. 运用告别技术妥善处理结案中的离别情绪。

3. 若服务对象下一阶段的需求回应需要其他机构协作，则进行转介。

4. 开展长情陪伴式跟进服务，强化服务成果，观察个案服务成效是否保持，个案结案后并不意味着服务的终止，社工需评估服务对象当前能力状况，并进行分级分类跟进服务。

五、注意事项

1. 服务是一个流动的、动态的过程，社工应及时记录个案跟进的过程，帮助反思跟进过程中遇到哪些张力、捕捉服务对象及其所处系统反馈的信息，为后续工作调整提供依据。

2. 在个案工作目标制定时，应该站在精神康复者的角度来书写目标，避免站在管理者、专业者的角度对服务对象的变化进行价值判断，拿掉社工不自觉的英雄主义[①]，尊重服务对象自己才是自己问题的专家，不要把他们的生

① 曾家达，高鉴国，游达裕. 微光处处：28位社会工作者的心路历程［M］. 北京：中国社会出版社，2009.

活变成社工的，服务对象有着自己的成功生活经验，应与其保持平等的关怀和合作关系。

3. 聆听服务对象的声音，给予空间倾听其生命历程。

4. 不要突出精神康复者的问题，要放在场景中去看待和应对问题，社工要协助精神康复者去解决他们解决问题过程中遇到的问题。

5. 移情反移情。社工首先要管理好自己的情绪，才能把工作做好。社工在精神康复个案跟进中要避免情绪过度卷入，要从服务对象的情绪中跳出来分析背后的原因，寻找改变点。

6. 个案跟进过程中的长情陪伴式服务的作用不可忽视，在服务对象日常生活情境中更容易与之建立起信任关系和良好互动，同时服务对象的日常生活也与其精神健康状况息息相关。

7. 个案跟进过程中遇到困难应及时召开个案协调会或个案讨论会。

六、伦理考量

1. 坚持案主自决原则，社工避免为服务对象作决定。

2. 专业赋权主义与社会工作专业价值观及社工个人价值观的冲突：精神康复个案跟进中的相关部门及工作者、服务对象周围重要他人，甚至服务对象、社会工作者都可能自觉或不自觉地存在大家长式思维，这与社会工作案主自决的专业价值观及社工个人价值观产生冲突，这时社工要注意把握专业接纳与促进改变的平衡，同时对价值观侵入保持警惕。

3. 社工的服务可能给服务对象带来污名化、被标签的可能性。

4. 社工满足家属需求时与案主自决原则的可能冲突。

5. 避免用伦理代替专业关系。

七、专业反思

1. 精神康复者等困境群体的服务，个案场景复杂，服务对象的问题和困难与环境关联度高，个案跟进中需要注重环境的改变。

2. 不可忽视照护者等重要他人的作用，系统中任何一个人的微小改变都会给整个系统带来变化，同时也要注意社工的支持只是服务对象社会支持中的一部分，社工在服务中应推动服务对象与其周围他人进行良好合作以促进改变。

3. 专业流程上若不属于机构服务范围需进行转介，但在实践中转介系统并不完善，因此，实践中更多是使用私人关系转介而非系统转介。

附录 1：个案服务档案套表

个案申请 / 服务同意表

1. 本人为________（申请服务者）家长 / 监护人，即下方签署人，明白及同意成都市利川社会工作服务中心的社工为本人开启个案服务。

2. 本人同意对服务中所提供资料，社工可在职业保密原则和法律要求下进行小范围的传阅。

服务使用者：________　　负责社工：________

（家长 / 监护人）

日　　期：________　　日　　期：________

> 社工保密守则：
>
> 你提供的有关资料乃供本机构提供服务所需，并在有需要作其他服务转介时，提供给有关部门或单位。个人资料均被保密处理。
>
> 你有权查阅及更正本机构所保存有关你的资料。如有任何疑问，包括要求查阅或更正资料，请联络有关工作人员或本机构负责人。

个案信息摘要表

来访者：　　　　性别：　　　　联系电话：

次数	日期 / 时间	内容（诉求摘要）	跟进社工	备注
1				
2				
3				
4				
5				
6				

个案服务计划表

<table>
<tr><td>案主编号</td><td></td><td>姓名</td><td></td><td>年龄
（出生年月日）</td><td></td><td>性别</td><td></td></tr>
<tr><td>联络住址</td><td colspan="3"></td><td>联络电话</td><td colspan="3"></td></tr>
<tr><td>接案日期、
时间</td><td colspan="3"></td><td>访视 / 会谈日期、
时间、地点</td><td colspan="3"></td></tr>
<tr><td>开案原因</td><td colspan="3"></td><td>问题类型</td><td></td><td>主责
社工</td><td></td></tr>
<tr><td colspan="8">一、个案简介</td></tr>
<tr><td colspan="8">二、家系图</td></tr>
<tr><td colspan="8">三、生态图</td></tr>
<tr><td colspan="8">四、问题诊断与分析
1. 经济状况分析
2. 身体与健康状况分析
3. 问题与困扰分析
4. 内外在资源（助力）
内在资源：
外在资源：
5. 内外在障碍（阻力）</td></tr>
<tr><td colspan="8">五、介入目标评估及策略
1. 介入目标评估
2. 介入目标策略</td></tr>
<tr><td colspan="8">六、未来介入界定</td></tr>
</table>

个案访视记录表

<table>
<tr><td>第____次访视</td><td colspan="2">时间：</td><td colspan="2">访视人员：</td></tr>
<tr><td>地点：</td><td>受访视人员：</td><td colspan="3">□案主本人
□其他：
与案主关系：</td></tr>
<tr><td>本次访视目的</td><td colspan="4"></td></tr>
<tr><td>访视内容</td><td colspan="3"></td><td>社工分析：</td></tr>
</table>

续表

访视结果	
接下来的工作计划	
备注	

个案结案报告

案主姓名：　　　　　　　　　　　　　　社工：

<table>
<tr><td>服务期间：</td><td>服务次数：</td></tr>
<tr><td colspan="2">（请依下列项目，依序记录）
一、工作计划（目标策略）：

二、案主现状资料分析：
目前案主（家）的主要问题：（请以条列式具体列出）

助力、阻力及资源评估分析：

三、截至目前的介入状况：

四、工作反思：</td></tr>
<tr><td colspan="2">五、跟进计划：</td></tr>
<tr><td>督导意见</td><td></td></tr>
</table>

附录 2：个案故事

聚焦社区精神障碍者家庭开展专业服务

45 岁的李大哥家住四川省某市 Y 街道，曾结婚，有一个女儿，李大哥自结婚后和父母分开居住，父亲 2002 年去世，母亲现年 74 岁。自父亲去世后，李大哥因为生活压力较大，出现了精神疾病症状，靠母亲在医院门诊买药稳定了病情，维持着生活。

2020 年李大哥遭遇投资骗局，家中积蓄尽数亏空，导致疾病复发，常常自言自语持续几小时，对家人态度冷漠，有时还会恶语相向。几个月后，妻子与其协议离婚。离婚后母亲想接李大哥一起居住，照顾他的日常起居，但因为李大哥不承认自己的病情，不愿服药，病情越来越重，严重时会谩骂母亲，认为自己不是母亲亲生，逼迫母亲去做亲子鉴定。母亲受不了李大哥如此大的变化，非常痛苦但又无法向他人倾诉，自己也尝试几次强制将李大哥送医治疗，但因为年迈无法实施，别无他法，母亲求助到社区，社区初步了解情况后转介给了在社区专门从事精神健康社会工作服务的组织——成都利川。

成都利川社工详细了解了李大哥家庭的情况后，先与李母达成个案服务协议，之后通过每周一次的个案面谈倾听李母的困难与无助，稳定李母的情绪状态，同时与李母一起讨论其担忧的各种情形以及梳理生活中可以应用的资源，帮助李母找回力量，支持李母面对李大哥在疾病状态下带来的问题。两个月后，李母渐渐从痛苦的情绪中走出来，自己对处理李大哥的突发状况也更有信心。

2021 年 1 月的一天，李大哥疾病复发，李母在社工协助下顺利地将李大哥送往医院治疗，之后社工陪伴李母办理了李大哥住院的一系列手续，并申请了各种补贴，缓解了家庭经济压力。李母也反馈，李大哥在入院治疗的第二天就稳定住病情，现在每天都会主动给她打电话，她说“心里的石头终于落地了”。李母一边感谢社工，一边擦拭着脸上的泪水。因为李大哥恢复较快，住院两个月后就顺利出院，出院后的李大哥跟随李母一起来到社区，了解社工具体的服务后，积极主动地参与社区康复服务，还说“我平时就是没什么朋友，现在有这个疾病了，也不好和其他人说，参加这个服务不仅能帮助我恢复，还能认识新朋友，我愿意参加”。李母在看到李大哥的变化后，也愿意参与社区康复服务中的家属支持服务。

之后，李大哥积极参与了社区康复服务，因为病情稳定，语言表达能力强，在社工的鼓励下，李大哥尝试做社区精神康复者的同伴专家，分享自己的康复经验，在帮助其他精神康复者的同时，也让自己的生活有了新的意义。而参与家属支持服务的李母，因为有相似的家庭经历，与其他精神康复者家属们顺利建立友谊，还学到了丰富的照护经验，觉得自己不再孤单。李母说："只有在这里我才能畅所欲言，平时连亲属都不能分享的痛苦与无助，在这里我找到了能说话的人。跟家属们交流才知道我不是最困难的那一个，这里有更严重的康复家庭，他们的经历更加曲折，经验也更加丰富，我能学到好多。"李大哥的家庭生活在接受服务的过程中逐渐回到正轨，他不但能正确认识自己的疾病，还能积极地拥抱生活。

精神障碍社区康复服务给更多像李大哥一样的精神康复者家庭带来了改变。5 年来，成都利川在成都市社会工作服务示范项目的资助下，持续扎根社区，服务精神康复者和家属，提供服务咨询、个案帮扶，稳定精神康复者的病情，帮助他们学习基本生活技能，提升生活能力；为家庭赋能，帮助有需要的家庭走出困境，增强生活信心；转化精神康复者助人角色，赋予生活新的意义；积极进行社区倡导，改善精神康复者生活环境；引导精神康复者感受生活，增加与现实生活的联结。

第三章　家属支持服务

第一节　行动表：家属减压小组[①]

一、理念

成都利川社工在走访精神康复者家庭时发现，大多数康复者与家人一起生活，由家人照顾其日常生活起居。结束院内治疗后，精神康复者回到社区居家康复，家庭成为精神康复者的照顾主体。由于严重精神障碍具有病程长、复发率高、治愈率低下的特点[②]，家属在漫长的照顾过程中承受着非常大的压力，心理、生理都受到不同程度的影响，导致家属身心俱疲。精神障碍者在发病期间会出现言谈举止失控、暴力倾向等问题，在病情不稳定期间家庭照顾者需要 24 小时陪伴在精神障碍者身边，但这种持久性的照顾若看不到患者病情好转，照顾者很容易出现各种不良情绪，若这种情绪不断积聚且无处释放，便会形成心理压力，使得照顾者出现照顾压力问题，影响照顾者的正常生活和身心健康[③]。

走访中也了解到，精神康复者有着严重的病耻感、服药依从性和生活自理能力差、缺少正常的社会交往、社会功能逐渐退化等一系列问题。而这些问题的出现，最着急和担忧的莫过于照顾者，尽管有越来越多的人关注这个

---

① 本节作者为杨冬燕。杨冬燕，毕业于长沙民政职业技术学院社会工作专科，中级社工师，成都市利川社会工作服务中心项目主管，从事社会工作 9 年，从事精神健康社会工作 7 年。擅长精神障碍社区康复家属减压服务、精神障碍者的访视服务。

② 张琼婷. 家属支援服务对严重精神障碍患者家属的社区干预研究［D］. 上海：中国人民解放军海军军医大学，2018.

③ 赵科. 小组工作介入精神障碍患者家庭照顾者压力缓解的实务研究［D］. 武汉：中南民族大学，2021.

群体，但他们仍然面临着各种各样的照顾压力，照顾过程中容易产生无力感、无助感[①]。克里斯托夫·劳伯（Christoph Lauber）等的研究结果显示，家庭负担重要的指标是患者对家庭造成的悲伤和疾病急性期家庭成员关系的变化。除此之外，对家庭的威胁、伤害、家庭成员的时间花费和对社会休闲活动的限制，对家庭日常活动的影响，对家庭关系的影响、对家庭成员生理健康的影响和对家庭成员心理健康的影响等，也是家庭负担的重要方面[②]。

对于康复者来说，家庭是提供医疗服务的重要参与者，90% 的病人与家属生活在一起[③]。2017 年，民政部等 4 部门发布的《关于加快精神障碍社区康复服务发展的意见》中明确提出，到 2025 年，基本建立家庭为基础、机构为支撑、"社会化、综合性、开放式"的精神障碍社区康复服务体系，社会各方要支持家庭更好发挥主体作用，采取有效措施，不断巩固和增强家庭照护功能，促进家庭成为精神障碍社区康复服务体系的重要力量和资源[④]。

综上所述，可以发现，家庭是精神康复者的照顾主体，而家属是康复者最重要的照顾者，家属在照顾过程中面临着极重的经济负担、照顾压力、身心压力等，因此，针对精神康复者家属的减压工作刻不容缓。在此基础上，成都利川结合家属面临的实际情况开展家属减压服务，即"同舟共济"家属放松减压支持小组，通过此服务，为家属提供一个短暂的休息时间，促进家属互动和相互支持，达到减压和放松的目的。同时，在小组开展过程中，为家属创造一个交流分享的平台，通过活动的引导，逐步为家属们建立一个支持互助网络。

二、目标

1. 支持家属体验不同的放松方式；
2. 支持家属学习新的减压技巧；
3. 支持家属分享面临的压力及应对方法；

---

① 李宗莲．精神康复者去污名化的社会工作行动研究［D］．广州：华南农业大学，2020.

② LAUBER C，EICHENBERGER A，LUGINBÜHL P，et al. Determinants of burden in caregivers of patients with exacerbating schizophrenia［J］. European psychiatry，2003，18（6）：285–289.

③ 费立鹏．中国的精神卫生问题：21 世纪的挑战和选择［J］. 中国神经精神疾病杂志，2004（1）：1–10.

④ 王勇．民政部等四部门印发《关于加快精神障碍社区康复服务发展的意见》［N/OL］. 公益时报，2017–11–14. http://www.gongyishibao.com/html/gongyizixun/12804.html.

4. 培养家属间的互助意识及信任关系。

三、主要行动

1. 减压小组筹备

（1）需求调查。精神康复者的家庭日常生活与家属的压力来源息息相关，社工通过入户走访、电话访问、活动观察、转介等方式收集家属在照顾中遇到的压力及应对方法。包括康复者的病情情况、家属的照顾情况、亲属间沟通互动情况、24 小时作息时间安排情况、家庭经济情况等，这些信息的收集尤为重要，是社工开展需求评估的重要依据。

（2）资料分析。针对入户走访和电话访问等收集到的信息进行分析，掌握家属的压力来源及需求，筛选出有明显压力的家属，作为减压小组的“潜在组员”。

（3）组前访谈。了解家属参加小组的目的、期望和意向。邀请压力比较明显的家属开展一对一的访谈，详细了解家属们对目前压力的看法。

（4）组员遴选。社工要结合家属的同质性和异质性来评估。不能完全依照同质性的要件遴选，否则全部是压力应对有问题的家属，应同时兼顾异质性，遴选部分家庭照护压力应对很好的家属来保持组员平衡，给到组员彼此支持。如一方面邀请压力大，身心疲惫，有意愿让自己放松，减轻压力的家属；另一方面邀请在照护压力应对方面经验比较丰富的家属等。

（5）组员入选。社工可以通过电话、微信、QQ、发送短信等方式告知家属入选的消息，但为了快捷有效，通常建议采用电话通知的方式。这样便于社工确定家属知道入选消息，同时还可以在电话中赞赏家属愿意参与小组的勇气，温馨提示若对后续安排有任何疑问可以及时咨询社工。

2. 减压小组开展

（1）通知组员参加小组活动。社工在第一节小组活动之前，可电话通知组员小组活动时间、地点，便于家属提前安排好家中事务，前来参加活动。

（2）小组第一节活动——我们相遇了

首先，社工需要留出足够的时间来协助精神康复者家属填写前测量表《照顾者负担量表（ZBI）》，便于在小组结束时评估家属压力是否得到改善。

小组第一节活动，通常是组员之间、社工与组员之间建立关系及对小组产生认同的阶段。在该节中，让精神康复者家属彼此建立良好关系，留下深刻印象尤为重要。康复者家属因长期照顾精神康复者，与外界的联系较少且因精神疾病带来的病耻感，让他们变得更加小心谨慎，因此，社工需要注意引导和带领家属相互熟悉，消除陌生感。

社工在第一节活动中，还需要着重注意的是“营造信任氛围”，精神康复者家属长期照顾康复者，也间接受着精神疾病的“折磨”，包括病耻感、外界的歧视、嫌弃和不被理解等，导致家属很难完全敞开心扉和信任他人。

因此，家属刚进入小组时对小组既有期待也有担心和焦虑，他们不知道自己在小组中是否安全，是否可以把自己的心里话说出来。建立小组规范就非常重要，应着重强调保密、尊重、非批判等原则。规范制定好之后，社工引导家属在规范上签字或摁手印。

（3）小组第二节活动——美味近在咫尺

第二节活动主要是带领家属品尝美食和分享压力应对的方法。在分享之前，社工需要引导家属做好心理准备，给家属一个缓冲的过程。为了让家属们敞开心扉分享，在本节活动中，设计了美食品尝环节，以此来增强家属的交流互动，让他们放松身心，逐渐卸下心理上的防备。

享受完美食后，社工可以播放舒缓的音乐，引导家属找一个自己最舒服的姿势倚靠在椅子上休息，慢慢平复心情，为接下来的分享环节做准备。在分享之前，社工需要再次强调小组契约，提醒家属们要注意保密、尊重、不打断和不批判任何一位组员。家属分享出自己的心里话，将憋在心里的“苦”释放出来，能帮助家属缓解压力，从而达到减压的效果。同时，分享的过程也是彼此学习的过程，有机会获得更多的减压方法。

值得注意的是，在分享过程中，每位家属都会有自己的想法，在此环节中家属间容易发生言语冲突。如 A 家属不赞同 B 家属的压力应对方法。此时，社工注意不能模糊带过，也不能偏袒任何一方，需要保持中立，并引导其分享。社工也可以将问题转化为小组问题讨论，此时这个问题就不再聚焦于两个组员身上，而是成了小组所有人的问题，由组员共同解决。

（4）小组第三节活动——我们去放空心灵吧

在家属们表达了自己的心理压力之后需要一个过渡，让压力得以更好地释放。因此，第三节活动设计了“我们去放空心灵吧”，社工带领家属们去到风景优美的地方开展户外活动。该节活动没有安排具体的内容，就是支持家属们纯粹地去玩，去呼吸新鲜空气，去感受身体放松带来的愉悦，引导家属们意识到当自己有压力时，可以通过接近大自然的方式来释放压力。

活动中社工可以根据实际情况，设计不同的体验内容，如野餐、拍照等，让内容变得丰富多样，增强家属的体验感。

本节活动需要外出，因此用时比以往更长，会有家属担心因外出时间长，康复者没人照顾，吃不了饭等。此时社工结合家属的实际困难考虑，可以采取康复者和家属的减压小组同一时间段开展，这样康复者有其他社工的照料，家属也就打消了顾虑，可以更投入活动中。

（5）小组第四节活动——压力，我可以打败你

社工可以将减压方法教授给家属，支持其将认知转变为行动，从而帮助自己应对压力。在本节活动中，社工通过教授家属运用“肌肉松弛法”，帮助家属减压。

社工需要注意的是，大部分精神康复者家属年龄偏大，学习新东西可能会比较吃力。因此，社工要提前准备家属可以用手摸得着、眼睛看得见的实物，从而帮助家属更好更快地记忆。对于需要理解的内容，比如“肌肉松弛法”的某一个动作，社工可以耐心细致地讲解和示范，直到家属明白。

本节活动结束时，社工可以鼓励家属将学习的“肌肉松弛法”回家后与精神康复者分享，并鼓励一起做，这样既有利于增强家属对于“肌肉松弛法”的记忆，也有助于促进家庭关系和谐。

（6）小组第五节活动——同在一条船上

精神康复者家属长期照护康复者，绝大多数的精力都放在康复者身上，少有时间与外界接触，久而久之朋友圈变窄，生活也逐渐变得单调乏味，导致家属在遇到问题时只能凭借自己的认知和经验解决，缺乏一定的支持互助网络。本节活动社工通过带领家属体验团队互助游戏，巩固彼此信任及增强家属间的团队和互助意识。

“同在一条船上”小组内容的开展，支持组员体验团队合作，让家属意识到彼此互助的重要性。该节活动的开展，也从另一方面帮助家属减压，让家属意识到当自己遇到不能解决的困境时，除独自烦恼外还可以寻求同伴的帮助。

减压小组进行到这里也接近尾声了，社工需要在此时告诉家属本小组结束时间，让家属提前做好心理准备。

（7）小组第六节活动——乘风破浪，勇往直前

最后一节活动，社工除了要带领家属回顾小组内容、巩固成果、保持小组经验，更重要的是处理好家属的离别情绪。社工引导家属组员一起讨论小组结束后要怎样保持联系，如建立微信群，大家每天在群里联系，分享自己的生活，又或者每隔一段时间，大家自发聚会，一起见面聊天等。在本节活动设计中，可以选取欢快好玩的游戏，让活动氛围变得轻松愉悦，以此缓解家属的离别情绪。

第六节活动结束后，社工引导精神康复者家属填写小组后测量表。社工将其打印出来，引导家属认真填写。随后对其分析，以此来评估小组的成效。

3. 减压小组结束

（1）小组整体评估分析。

（2）撰写小组总结报告。

（3）整理小组服务资料并归档。

（4）服务跟进。小组结束两个月后，社工可以邀请组员进行回访。

四、注意事项

1. 就活动通知达成共识。小组第一节活动结束后，社工可以就活动通知事宜与组员达成共识，如以后的小组活动通知可以关注群消息，收到消息及时回复。但是，也要注意不会用微信和没有使用智能手机的家属，这种情况社工还是要在每次小组活动前电话通知。

2. 量表的填写。《照顾者负担量表（ZBI）》中的题目较多，个别家属填写起来会有困难，如对问题的理解困难或看不清等，社工要及时协助家属填写，保证量表的填写质量。

3. 康复者家属之间发生争执。在活动开展过程中，家属之间也会出现一些争执，比如会因为一个应对压力的方法产生分歧和言语冲突等。当社工遇到这样的问题时，不要回避，也不要三言两语糊弄过去，要认真地去对待。社工不能批判也不能偏袒任何一方，可将发生的问题引导成组员们的共同话题，大家一起探讨。如果冲突发生在小组外，如小组活动结束后有家属会单独找到社工抱怨某个组员，此时社工应该先感谢对方，没有在小组中当众说出来让伙伴难堪；其次，社工需了解清楚缘由后再做沟通。

4. 康复者家属请假人数较多，减压小组是否继续。当其中某一节小组活

动开展时，组员请假人数较多，活动还是应该继续开展，否则对准时参加小组活动的家属不公平。如果请假人数实在太多，社工可以开展一部分小组内容，待下节活动继续开展其他内容。

五、伦理考量

1. 保密。小组中会涉及很多分享环节，精神康复者家属群体的分享要比其他群体更注重隐私性，因此社工需要在小组中着重强调保密原则，引导参与小组的家属共同遵守，彼此保护，一起创造一个安全的分享环境。

2. 尊重。尊重小组中每位家属的主体表达。

3. 接纳康复者家属的差异性。每个个体是独立的且不同的，需要接纳个体的差异性。如有的家属表达和反应会很快，而有的家属会慢一点等。

4. 在开展服务时，会遇到家属送东西给社工，比如食物。社工是接还是不接，不接可能会给对方造成伤害，打击家属的积极性，接了又不符合原则。

六、专业反思

1. 社工在做需求调查时，会通过入户走访和电话访问等方式进行，这也是社工与家属建立关系的途径之一。建立良好的信任关系，能增强家属参与服务的信心，可为后续开展小组服务奠定基础。

2. 开展精神康复者的家属服务，并非单纯依赖社工的专业技术，而是需要社工真正地走近他们，与他们的故事、情绪等产生联结。这样才能与家属共情，从而更有力量地支持家属。

3. 在服务中若有家属送东西给社工，社工不能直接拒绝，避免带给对方伤害，而可以委婉告知，机构有工作规定，谢谢对方的好意。另外一点，中国本就是一个人情社会，我们的服务对象如果热情地送吃的东西给社工，社工可以委婉拒绝，对方实在坚持的话，可以象征性地尝一点，剩下的食物请对方带回家和家人分享。

4. 家属活动时间与照顾康复者的时间冲突。减压小组是只针对家属开展的服务，因此开展活动时，精神康复者不能参与，对于家属来说就会出现两难的选择，一方面想要参加小组活动，另一方面又担心康复者没人照顾。针对这种情况，社工需要考虑到家属来参加服务后，康复者的照顾问题。实务中，可以针对家属和康复者在同一时间段分别开展服务。

附录1：

"同舟共济"家属放松减压支持小组计划书

一、小组名称

"同舟共济"家属放松减压支持小组

二、小组背景

Y社区在册精神障碍者有30余名，通过走访了解到康复者年龄分布情况，其中51~60岁的康复者居多，占比48%。其中，由母亲照顾的达到32%，父亲照顾的占8%，由父母共同照顾的占12%，由弟弟照顾的占8%，由妹妹、女儿、儿子、丈夫、妻子照顾的各占4%，可见，由父母照顾的康复者居多。康复者患病多年，生活完全不能自理，穿衣吃饭需要人照顾；长期不愿意走出家门，缺少与社会的联结，导致社会功能退化……康复者因患病导致的一系列问题，最痛苦的莫过于他们的照顾者，尽管有越来越多的人关注这个群体，但照顾者们仍然面临着各种压力。

（一）担忧心切，包干照顾。大部分康复者是由康复者的直系亲属照顾，多数康复者的家属担心康复者的身体状况，再加上一些康复者不愿意做家务，导致康复者家属几乎所有的事情都亲力亲为，全部包揽，替康复者把所有事情做完，形成一种包干照顾的模式。这种照顾模式势必会占用照顾者更多的精力和时间，这样会让照顾者将所有心思放在康复者身上，从而精疲力竭，心力交瘁，给其身心带来不小的压力。此外，有很多康复者家属也担心自己不在以后，康复者后续的照顾问题该如何解决。

（二）没有经验，缺乏照顾技巧和精神疾病相关知识。精神疾病是一种需要精神障碍者长期坚持服药，需要注意生理、心理及社会各方面因素，需要家人长期照顾和陪伴而慢慢康复的疾病。尽管有些照顾者恨不得将全部的心思放在康复者身上，但对于康复者来讲，他们毕竟不同于普通人，他们面临着更为特殊的康复需要，除去一般的生活照料，还要时刻关注康复者的生理和心理情况，关注康复者的服药情况，遵医嘱服药等知识。但这些知识和技巧是照顾者们所缺乏的，比如，部分照顾者可能会由于药物的副作用，没有和医生进行协商就减少康复者的用药量。疾病知识和照顾技巧的缺乏很容易造成康复者康复效果不理想，以至于给照顾者造成心理负担。

（三）因康复者患病，情绪不稳定，照顾者面临着极大的精神压力。精神疾病具有长期性和复发性的特点，康复者不能保证自身的情绪长期稳定，可能因为一件小事、一句无心的话，就会导致出现疾病症状。比如，康复者发病可能会伤害自己或家人，但是即使出现这种情况，康复者家属还是不忍心将其送往医院。康复者出现这样的情况，会给照顾者带来更大的精神压力，要随时照顾康复者的情绪，做事说话都需要小心翼翼，保护康复者的人身安全，导致照顾者一直处在紧绷的精神状态中，承受着极大的心理压力；此外，精神疾病现阶段还无法彻底治愈，这就更加重了照顾者的心理压力和情绪上的失落感、无助感。

（四）缺乏支持互助网络。因康复者患病，照顾者要长期照护，甚至把全部的精力放在康复者身上，导致没有自己的时间与外界有更多的接触，久而久之，就变成了照顾者与康复者朝夕相处，没有了朋友圈，生活变得简单枯燥起来。照顾者在遇到事情的时候不知道应该找谁倾诉或者求助，只能凭借自己处理事情的经验解决。照顾者的支持互助网络缺乏，使得照顾者面临问题时不知如何或者更好地应对。

（五）对救助政策信息的不了解。因康复者患病，康复者家属所面临的问题也越来越多；再加上很多康复者的照顾者多为中老年人，了解政策信息的渠道很少，对电子设备的熟练程度也不够，照顾康复者后没有时间去学习和了解新的事物，因此，对精神疾病方面的很多救助政策和信息是不知晓的，需要社工帮助他们学习如何获取信息，帮助他们在日常生活中更好地适应现代社会生活。

综上所述，康复者家属的压力主要有：照顾压力大，几乎事事由家属包揽，家属长期投身于照顾康复者，经常担忧康复者的身体状况，担心自己以后无法照顾康复者；缺乏正确的照护知识和技巧；因康复者患病，康复者不能很好地控制自己的情绪，家属做事小心谨慎，且部分康复者容易将自己最亲近的人当成最大的敌人，导致家属心理压力大，亲子关系紧张，情绪失落和无助；与社会的联结变少，自身也缺乏支持互助网络，导致生理和心理压力大；此外，有部分康复者家属对救助信息和救助政策不了解。基于此，计划为康复者家属开展名为“同舟共济”的放松减压小组，通过小组服务，促进家属互动和相互支持，为家属减压，使其感受放松的乐趣。

三、理论架构

社会支持理论

社会支持网络是一组个人之间的接触，通过这些接触，个人得以维持社会身份并且获得情绪支持、物质援助、服务和新的社会接触。社会支持最早就运用于探求生活压力，社会支持能够帮助个体与社会外部环境建立联系，并能有效地减缓心理压力，缓解紧张的心理状态，提高对外部环境适应的能力。一个人所拥有的社会支持网络越强大，就越能够更好地应对各种来自环境的挑战。

根据社会支持所提供的内容，将社会支持分为四类：第一，情感性支持，即个人被他人接纳；第二，信息性支持，即对问题事件的说明和应对的支持；第三，同伴性支持，即能够与他人共度时光，从事消遣或娱乐活动；第四，工具性支持，指提供财力帮助、物质资源或所需服务等，又称为帮助、物质支持等。

社会支持对压力的缓解具有重要的积极作用，社会支持主要通过以下两种方式共同调节压力：第一种方式是提供直接的保护作用，使潜在压力承受者免于成为真正的压力承受者；第二种方式是缓解和减轻压力反应出现时的刺激强度。社会支持对精神康复者家属的心理压力的调适起着重要作用。

本小组活动将依据社会支持理论对精神康复者家属给予情感性、信息性及同伴性支持。在小组活动过程中，为了舒缓精神康复者家属的压力，社工也将进一步完善家属的社会支持网络。主要以社会工作者、其他精神康复者家属、有成功经验的精神康复者家属作为社会支持的主体，为小组成员提供帮助。通过小组内家属之间的互助性非正式社会支持，以及家属和社会工作者之间的正式社会支持来帮助小组成员舒缓压力。其中小组成员主要通过困难交流和经验分享的方式，让他们体会到被尊重和接纳，为他们提供情感性社会支持和信息性社会支持，以及在小组活动中，精神康复者家属们用一起分享品尝美食、团队互助游戏、散步出游等娱乐活动来建构同伴支持系统。社会工作者还可以通过传授相关放松减压的方法来为家属们提供信息性的社会支持。此外，小组本身就是一个强大的资源和支持体系，在小组活动中，以各活动主题为载体，提高组员发掘社会资源、构建社会支持网络的能力。

四、目的及目标

（一）目的

“同舟共济”家属放松减压支持小组，以社会支持理论为依据，通过多样的小组活动形式，帮助家属体验放松的感觉，学习减压方法；在小组活动过程中，为家属们创造一个交流分享的平台；通过小组活动的引导，逐步为家属们建立一个支持互助网络。

（二）目标

1. 支持组员体验不同放松方式，至少 70% 的组员体验两种放松方式，从而感受放松。

2. 通过输入型教授减压方法，支持组员学习减压技巧，至少有 70% 的组员学会此方法，从而帮助自己释放压力。

3. 小组中，鼓励组员分享各自面临的压力及应对方法，帮助组员寻找更多减压方式，至少 70% 的组员找到两种减压方式。

4. 培养小组组员的互助意识，构建信任关系，建立组员间的相互支持系统。

五、小组内容

1. 小组性质：支持性小组

2. 服务对象：Y 社区精神康复者家属

3. 参加人数：8～10 人

4. 小组周期：2021 年 3—4 月

5. 聚会次数及时长：6 次，每次预计 90 分钟

六、宣传及招募

1. 电话定向招募。

2. 通过家庭探访，上门定向招募。

七、小组阶段内容

节数	主题	目标	内容	资源
第一节	我们相遇了	相互认识 建立小组契约	1. 组员相互认识 2. 分享小组计划安排，引出小组目标 3. 共同制定小组契约，鼓励组员积极参与 4. 收集组员最想做的事，最想吃的美食，为之后的小组安排做好铺垫	横幅 签到表、笔 彩色笔 大白纸 水果茶点 黏胶

续表

节数	主题	目标	内容	资源
第二节	美味近在咫尺	通过品尝美食，享受食物的味道，让组员放松身心	1. 组员一起集合出发 2. 前往美食地点，组员根据自己的喜好挑选美食，大家坐下来一起享受食物 3. 吃完美食，回到室内，大家一起坐下来休息，社工引导大家分享各自面临的压力及应对方法，让组员感到承受压力的不止自己一个，同时也可以了解别人面对压力是怎样应对的 注：根据时间情况，最后分享时，可以一半的组员先分享	美食地点 交通工具 横幅
第三节	我们去放空心灵吧	组织组员们出去游玩，体验不同的放松方式。游玩中，不掺杂其他活动内容，只让家属们享受当下	1. 组员统一集合出发前往目的地 2. 自由玩耍，社工协助拍照 游玩结束，找个舒适的地方大家一起分享当下游玩的感受 3. 最后，邀请另一半未分享的组员分享自己面临的压力和应对方法 4. 返程	游玩地点 交通工具 午餐 横幅
第四节	压力，我可以打败你	通过教授组员们一些简单的减压方法，帮助组员们在面临压力的时候，及时为自己减压	1. 回顾上节小组活动内容 2. 引导组员一起学习减压技巧 3. 带着组员一起体验减压技巧带给自己的放松 4. 布置家庭作业（让家属回到家运用一次学习到的减压技巧）	横幅 减压技巧 茶点
第五节	同在一条船上	通过带领组员们玩团队游戏，培养组员的团队和互助意识，逐渐建立彼此之间的支持	1. 回顾上节小组活动内容 2. 邀请组员分享家庭作业完成情况 3. 带领组员一起玩团队游戏 4. 分享玩游戏的感受，如彼此信任、合作、互助等，引导组员们明白互相支持的重要	横幅 游戏道具 茶点
第六节	乘风破浪，勇往直前	小组回顾总结 鼓励组员们勇往直前 小组反馈表填写	1. 回顾上节小组活动内容 2. 邀请组员们分享自己在小组活动中印象最深刻的画面 3. 社工为组员播放小组活动视频，带大家一起回顾小组活动内容 4. 邀请组员分享自己参加小组后的收获，请组员们互相鼓励，勇敢面对未来 5. 填写小组反馈表	横幅 视频 照片 茶点 反馈表

八、预计困难及解决方案

预计困难	解决方案
家属担心前来参加活动，康复者没人照顾	1. 提前将活动时间告知家属，给家属足够的时间安排康复者的生活； 2. 由其他同工帮忙照看康复者，让家属安心参加小组活动
家属不能按时参加小组活动	社工提前将小组活动时间告知大家，请大家提前将时间排出来
在活动过程中遇到“冷场”情况	社工应及时打破不合时宜的沉默场景，鼓励小组组员多说、多交流，带动小组气氛
活动过程中有组员意见不一致	社工应及时协调沟通，通过其他小组成员内部投票表决的方式公平决定

九、小组评估

采用量表前后测，邀请组员在活动开始前填写前测量表，活动结束后，再邀请组员填写后测量表，根据组员填写的前后测量表进行分析，压力是否得到释放。

采用小组问卷调查，根据分析调查表来评估小组目标及任务是否达到。

针对小组进行整体分析，再结合量表和问卷调查全面评估小组成效。

十、财务预算

略

附录 2:

照顾者负担量表（ZBI）

请在以下各问题中您认为最合适的答案代码上打钩（√）	没有	偶尔	有时	经常	总是
1. 您是否认为，您所照料的病人会向您提出过多的照顾要求？	0	1	2	3	4
2. 您是否认为，由于护理病人会使自己的时间不够？	0	1	2	3	4
3. 您是否认为，在照料病人和努力做好家务及工作之间，会感到有压力？	0	1	2	3	4
4. 您是否认为，因病人的行为而感到为难？	0	1	2	3	4
5. 您是否认为，有病人在您身边而感到烦恼？	0	1	2	3	4
6. 您是否认为，病人已经影响到您和您的家人与朋友间的关系？	0	1	2	3	4
7. 您对病人的将来感到担心吗？	0	1	2	3	4

续表

请在以下各问题中您认为最合适的答案代码上打钩（√）	没有	偶尔	有时	经常	总是
8. 您是否认为，病人依赖您？	0	1	2	3	4
9. 当病人在您身边时，您感到紧张吗？	0	1	2	3	4
10. 您是否认为，由于护理病人，您的健康受到了影响？	0	1	2	3	4
11. 您是否认为，由于护理病人，您没有时间办自己的私事？	0	1	2	3	4
12. 您是否认为，由于护理病人，您的社交受到影响？	0	1	2	3	4
13. 您有没有由于病人在家，放弃叫朋友来家中的想法？	0	1	2	3	4
14. 您是否认为，病人只期盼着您的照顾，您好像是他唯一可依赖的人？	0	1	2	3	4
15. 您是否认为，除了您的花费，您没有余钱用于护理病人？	0	1	2	3	4
16. 您是否认为，您有可能花更多的时间护理病人？	0	1	2	3	4
17. 您是否认为，开始护理以来，按照自己的意愿生活已经不可能了？	0	1	2	3	4
18. 您是否希望能把病人留给别人来照料？	0	1	2	3	4
19. 您对病人有不知如何是好的情形吗？	0	1	2	3	4
20. 您认为应该为病人做更多的事情吗？	0	1	2	3	4
21. 您认为在护理患者上您能做得更好吗？	0	1	2	3	4
22. 综合来看，您怎样评价自己在护理上的负担？	0	1	2	3	4

第二节　行动表：家属情绪支持小组 ①

一、理念

理性情绪疗法（ABC 法）：以理性控制非理性，以理性思维方式替代非理性思维方式，帮助人改变认知，以减少由非理性信念带来的情绪困扰和随之出现的行为异常。通常认为，情绪和行为后果的反应 C 直接由诱发性事件 A 所引起，而理性情绪行为疗法则认为 A 只是 C 的间接原因，个体对 A 的认知

① 本节以及本章第三节、第四节的作者均为肖爽。肖爽，成都市利川社会工作服务中心武侯区主管，中级社工师，毕业于延安大学社会工作本科，从事精神健康社会工作服务 7 年，擅长精神障碍者家属支持服务、同伴支持服务。

和评价而产生的信念 B 才是直接的原因。[①]

家属之所以会产生不良情绪，并不是照护康复者的过程使其产生消极情绪，而是对待康复者及康复过程存在不合理的认识，诸如出现“康复者遭遇了不幸，自己也同样遭受这样的不幸和痛苦”“康复者是一种负担”“康复者什么也不会”“说什么康复者都不听”等非理性信念，从而出现焦虑、烦躁、崩溃、痛苦的情绪。

本小组的设计理念是帮助家属识别积极和消极情绪，辨别、对比非理性信念和理性信念，用理性信念驳斥非理性信念，改变非理性认知，努力减少失望、悲观的负性想法，改善消极情绪，从而在理性信念的指引下提升生活信心和积极性，运用适当的方法和策略增进家属和康复者之间的相处关系。

二、目标

1. 家属识别积极和消极情绪；
2. 辨识非理性信念及其影响；
3. 学习如何调整非理性信念，从而调整情绪。

三、主要行动

（一）服务对象界定

在长期照护过程中，因积攒了较大照护压力，导致与康复者相处过程中频繁出现焦虑、烦躁、崩溃的情绪和行为反应，有明显情绪支持需要的家属。

（二）服务对象招募

1. 定向招募：通过入户探访，一对一邀请的方式，招募有明显需要的组员；
2. 线上招募：电话及微信邀请精神康复者家属参与；
3. 招募人数：6～8 人。

（三）选定服务方法

根据招募家属的具体情况及需要，具有较强的同质性，选择以团体服务

① 阿尔伯特·埃利斯．理性情绪［M］．李巍，张丽，译．北京：机械工业出版社，2014.

方法跟进为主，便于形成互助支持氛围。

（四）制订服务方案

1. 了解报名家属的年龄、性别、家庭支持等基本情况；

2. 熟悉康复者病程情况，含发病时间、发病原因、复发次数、主要照顾者等情况；

3. 家属当前面临的主要照顾情绪困扰；

4. 家属对情绪支持服务的期待；

5. 准备合适的评估量表，用于小组前测和后测；

6. 设计具体团体服务方案，含服务目的目标、服务阶段安排、具体小节计划、经费预算、风险预估及应对方法等。

（五）服务实施过程

前期：

1. 前测评估：邀请家属填写"情绪调节量表"，了解家属的情绪水平基线；

2. 组员熟悉：组织家属形成团体，通过趣味游戏等，引导家属介绍自己的基本情况，家属之间初步认识；

3. 目标澄清：社工澄清小组目标，令家属对团体服务的认识和期待达成共识；

4. 制定契约：讨论小组契约，如对组员之间分享的隐私保密；他人分享时不打断、不评判、不指责；对待其他成员要友好和尊重；按时参加小组活动，有事提前请假；积极参与小组互动；邀请家属们在共同制定的规范上签名，共同建立安全、信任的小组氛围等；

5. 确定具体节次时间及地点：与家属们一起讨论确定接下来的小组时间和地点。

中期：

1. 引导家属识别情绪

（1）运用情绪卡，鼓励家属思考在日常照顾康复者过程中常出现的情绪词有哪些；

（2）根据情绪反应的有效和无效结果，将家属选择的情绪卡分为"积极"

情绪和“消极”情绪；

（3）家属通过自己选择的“消极”情绪词来分享照顾过程中引起这类情绪的具体事件。

2. 一起探索情绪来源

（1）与家属一起分析在具体事件中引起情绪的是事件本身还是对事件的认知；

（2）邀请其他家属一起分享，明确引起情绪的来源是自己对于事件的认知，而非事件本身；

（3）引导家属一起分析自己对于事件的认知及对事件处理的“有效 / 无效”，引导家属将认知区分为“理性 / 非理性”。

3. 明晰非理性信念

（1）社工带领家属练习区分事实、信念（认知）、情绪（感受），并将练习可视化；

（2）对比同一事件下理性认知和非理性认知产生的不同情绪结果，意识到改变非理性认知对调节情绪的重要性。

4. 练习驳斥非理性信念

（1）运用驳斥的模板 / 句式，社工带领家属一起练习驳斥，将非理性认知转变为理性认知，如“这句话完全符合现实情况吗？”“他任何时候都不听你的话吗？”“他一定要这样做吗？为什么呢？”“他要听你说的任何一句话吗？”

（2）家属组队练习，加深家属对理性认知的理解与运用。

5. 探寻理性空间

（1）社工带领家属对比理性认知和非理性认知会引起自己哪些行为；

（2）通过对比理性认知和非理性认知引起的不同行为及后果，明确非理性认知引起的消极情绪会产生消极的行为反应；如生气会引发责骂、冷落等，这些行为会引起康复者的消极应对，让家属更加生气；

（3）整合内容，转化为可操作的行动，家属互相练习：面对事件时如何调节自己的消极情绪。例如，平和地接受事实，转变自己的说话方式，接纳康复者的改变不是一蹴而就的，根据康复者特点运用技巧：鼓励、引导、示范、协助等。

后期：

1. 调整情绪：通过情境再现，组员练习转变理性认知，并感受理性认知带给自己的不同情绪反应。

2. 将理性认知转化为行动：社工鼓励家属将理性情绪调节方法应用到日常照顾中，要注意收集在家庭运用中遇到的困难，组织家属通过情境再现、情景模拟等方式互相分享自己的应对方法，巩固成果。

3. 后测小组：通过填写量表、家属访谈等方式收集家属参与情绪支持服务后情绪调节水平的变化。

四、注意事项

1. 社工跟家属之间关系建立的程度与家属参与深度相关；情绪支持服务需要精神康复者家属有较高的参与度，家属能够在小组氛围中“打开”自己，因此社工在情绪支持服务前期需要与家属建立专业关系。

2. 小组氛围建构与设置：保障家属在安全、信任、互助的氛围中分享，要注意提前设置小组契约。

3. 合理设置分享时长：在小组互动分享中，出现分享欲较强的家属时，可以通过分享设置来平衡每位家属的表达时长，让每位组员有机会表达自己。

4. 将知识点可视化，促进家属理解与接受：可以运用板书、PPT、卡片、学习手册等方式将方法要点可视化呈现，并且及时记录家属们表达的关键词。

5. 专业词汇转化为生活口语：服务中出现专业词汇及专业术语时，为了便于家属理解与运用，社工要注意将专业词汇转化为口语，必要时也可以用方言表达，例如，在驳斥非理性信念时，将“驳斥”一词转化为家属能够理解的生活化语言，如反驳、质疑、抬杠、反问等。

五、伦理考量

尊重个体独特经历，避免评价“对 / 错”，而用“有效 / 无效”：在分享过程中，进行“有效”“无效”的区分时，不可避免会对家属的经历产生评价或者自我评价，这种评价没有充分尊重家属经历的独特性，因此社工在这个部分的引导是，应注意关注家属的反应，避免在区分过程中伤害到家属的情绪。

六、专业反思

1. 注意根据人群特点选择专业方法：参与成都利川服务的家属普遍年龄在65～85岁，平均年龄在75岁左右，对于该年龄段的人群应用理性情绪疗法时，家属对于非理性认知的转变较为困难，因此在具体应用时，要考虑到服务人群的特点，可以多元化地选择专业方法。

2. 注重行为改变：理性情绪疗法的重点在于转变非理性认知，而精神康复者家属面临的困境还是落脚于行动层面的改进和指引，这一部分可以结合接纳及承诺治疗，不仅关注情绪对家属的影响，更强调在接纳情绪之后，行动层面可以做些什么，以及面对困难该如何解决。

附录："调节情绪 快乐生活"家属认知小组计划书

负责社工：肖爽、郭箫然

节数	日期	主题	目的	资源
第一节	2021-08-31	一起识别情绪	1. 相互认识 2. 制定小组契约 3. 明确照护情绪 4. 分享及讨论引起消极情绪的典型事件	大白纸 马克笔 情绪词汇表 便利贴 满意度调查表 情绪调节量表
第二节	2021-09-06	探索情绪来源	1. 明确对事件认知为有效的 / 无效的 2. 认识、区分理性信念和非理性信念 3. 核对自己是否存在非理性信念，并找出非理性信念	大白纸 马克笔 PPT 投影仪
第三节	2021-09-14	洞见非理性信念	1. 区分事实、信念（认知）、情绪（感受），对比同一事件下理性信念和非理性信念所产生的不同情绪结果，意识到改变非理性信念的重要性 2. 检验自己存在的具体非理性信念，初步学会质疑非理性信念	大白纸 马克笔 PPT 投影仪 非理性语句字条
第四节	2021-09-17	一起打败非理性	1. 回顾前三节的内容，简要梳理事件、信念、情绪三者之间的关系 2. 体会非理性信念和理性信念带来的不同感受，强调非理性信念的危害和理性信念的优势，增强组员改变非理性的内在动力 3. 进一步学会运用驳斥的句式模板进行自我驳斥	大白纸 马克笔 PPT 投影仪 打败非理性的驳斥模板卡

续表

节数	日期	主题	目的	资源
第五节	2021-09-22	探寻理性空间	1. 强化非理性信念和理性信念带来的不同感受，强调非理性信念会引起生气的消极情绪，从而引起消极的行为反应 2. 强调理性信念留有一定的空间，一方面可以调节情绪，另一方面可以在这个空间行动 3. 学习面对诱发性事件的解决对策，促进积极情绪的形成	大白纸 马克笔
第六节	2021-09-24	调整情绪重新出发	1. 回顾前几节小组内容 2. 代入具体案例情境，检验小组效果	大白纸 马克笔 心境状态量表 情绪调节量表 家属认知小组手册

第三节　行动表：家属组织

一、理念

精神康复者家属互助组织是指一定区域范围内的精神康复者家庭照护者自愿参与形成的团体组织，通过家属教育、娱乐活动以及心理干预等方式，共同解决家属面临的困难、为家属增权赋能，为精神康复者创造良好的康复环境。组织以精神康复者家属为主，注重家属的心理健康、社会功能的健康发展。家属照护者作为康复者最重要甚至唯一的社会支持，家属群体的心理健康程度、取得社会资源的能力、是否有健全的社会关系网络、是否掌握沟通技巧等，会直接影响精神康复者的"复元"进程。

在家属服务中，社工根据家属的实际需求，以"俏家人"家属互助社为主体，进行精神康复者家属互助组织培育，以"主题讨论 + 家属互助"的形式，引导家属之间互动互助，关注家属的心理健康、沟通技巧的学习、社会关系网络的搭建、社会资源的获取等。随着家属自身的需求逐渐被看见，通过社工提供相应的支持，家属的压力和焦虑也随之缓解，才能有充沛的精力照护好康复者。

二、目标

1. 培育家属互助组织；
2. 建立家属支持网络；
3. 增加互助协助减压。

三、主要行动

（一）前期准备

1. 走访参与家属互助服务频次较高的家属，明确是否有意愿加入家属互助组织；

2. 与有意愿加入互助组织的家属一起讨论组织名称、组织标识、组织目的；

3. 向相关单位或部门报备登记；

4. 确定组织成立时间。

（二）组织成立

1. 举行家属互助组织——“俏家人”家属互助社成立仪式，通过仪式化的过程，增强家属的认同感和归属感；

2. 邀请家属分享自己对于家属组织的期待；

3. 建立“俏家人”家属互助组织线上互动群。

（三）组织成员招募、活动内容讨论

1. 与核心组织成员一起讨论组织活动内容，根据家属感兴趣的话题确定每次活动的主题，过程中可以选择投票排序等方式，制订半年内“俏家人”家属互助社短期 / 中期 / 长期活动方案；

2. 与家属一起讨论活动开展频次，如一月一次或一月两次，根据家属的时间安排，确定适合大家的组织互动频率；

3. 根据核心成员讨论的主题，每月开展活动前通过电话或者互动群聊动员其他家庭参与组织活动。

（四）组织活动开展

1. 活动开展前，与核心成员将当月主题细化，确定家属组织想要链接的服务资源、组织互动方式等，增强家属的参与感，在过程中物色和培育家属骨干；

2. 在组织初期，社工要做好主持和引导，以康乐性的服务增进家属之间的信任关系；

3. 随着部分组织成员逐渐稳定，社工在活动过程中要留意有领导才能和亲和力的家属，赋权并动员他们协助社工组织活动，如参与活动准备、成员邀请通知等；

4. 在组织活动过程中，家属们交谈时可能会产生意见分歧或言语冲突，社工要先安抚家属的情绪，根据本次活动内容进行正向引导，继而在活动结束后进行个别访谈，了解具体情况并做情绪疏导；

5. 与家属成员进行组织活动阶段性的整理与回顾，了解家属在这个阶段中的收获和感受，讨论改进意见，在计划下一个阶段的组织活动时参照前一阶段的意见。

四、注意事项

1. 对于在组织活动中有特别反应的家属要在活动结束后单独跟进。

2. 注意要轮流邀请有意愿的家属参与活动准备的讨论会。

3. 当组织成员发生分歧时，社工要注意避免陷入矛盾中间，勿当裁判，保持中立。

4. 社工在与组织成员互动时，要注意避免将自己的喜好带入，以免在组织中形成小团体。

5. 积极促进家属之间的互动和互助，随着组织发展，逐渐弱化社工的角色。

6. 不断鼓励、邀请新的家属成员加入组织活动。

7. 为每场活动准备纸质的内容材料，或者将互动内容以 PPT、板书等形式呈现出来，更加便于家属的理解和记忆。

五、专业反思

1.“俏家人”家属互助社是以促进家属互动互助为初衷，在组织活动过程中社工要努力帮助家属建立支持和互助的关系。

2. 组织发展前期寻找组织骨干有困难，精神康复者家属们长期处在被帮助的状态下，短期内难以转变为助人者角色，因此在这个过程中社工要耐心地陪伴和等待，重要的是让家属们明白互助的意义；家属的改变需要时间，社工也需要有耐心。

3. 家属互助组织不仅帮助康复者家属链接资源，助力康复者更好地“复元”，更重要的是让家属看到“自己”的状态和需要。

第四节 行动表：家属教育

一、理念

以成都利川服务的 3 个街道为例，社区精神康复者的主要照护者为其父母及配偶，少部分为其他亲属。照顾者普遍比精神康复者年龄大，在照护过程中面临多种问题，总结归纳为以下两个方面。

一是精神康复者家属对该精神疾病缺乏基本认识，面对家人患病这一应激源通常表现出不知所措、紧张、恐惧、悲伤等，加之不愿与人沟通，不主动寻求社会支持，从而加重了患者家属的负性心理情绪，易出现多种心理问题。[①] 在长期照顾过程中，造成家庭照护者缺少相应的资源和服务支持，精神康复者家庭成为一座“孤岛”，摸索着各种方法照顾精神康复者；

二是家庭环境是精神康复者所处的重要社会环境之一，家庭成员是精神康复者康复治疗过程中最密切的合作者，其言谈举止对精神康复者的康复意义重大，良好的家庭教育有助于提高精神康复者的自知力和服药依从性[②]，家

---

① 岳德华，曾波涛，董玉霞. 心理干预对精神分裂症病人亲属心理健康及生活质量的影响［J］. 齐鲁医学杂志，2012，27（1）：46-47.

② 彭芙蓉，袁金莲，龚建荣，等. 电话随访对出院抑郁症患者治疗依从性的影响［J］. 检验医学与临床，2011，8（15）：1837.

属对于精神疾病的认知以及采取的康复策略会直接影响康复者的康复程度。因此，在康复过程中，家属教育也尤为重要。

二、目标

1. 开展疾病知识讲座，增加家属对精神疾病的认识；

2. 开展家属教育工作坊，提供心理支持，缓解照护压力。

三、主要行动

（一）家属经验分享

1. 邀请分享者

（1）通过前期家庭访视，了解服务区域的精神康复者家庭的基本情况，邀请性格外向、乐于分享的精神康复者家属作为分享人；

（2）了解家属在团体状态中的分享意愿，说明分享的意图以及分享的环境。

2. 确定分享主题

根据家庭康复者情况与之确定相应的分享主题：如症状的理解与应对、提升康复者服药依从性的沟通方法、日常复诊流程、家庭饮食食谱、提高康复者生活自理能力技巧，以及疾病复发早期症状的识别等。

3. 确定分享方式

（1）与分享者讨论并确定具体分享方式；

（2）尊重家属分享意愿，避免家属因分享造成生活困扰。

4. 招募参与者

（1）根据不同的分享主题，可以选择需求相对应或者经验一致的康复者家庭参与；

（2）对于长期封闭的家庭，需要社工积极主动，鼓励他们参与。

5. 分享设置

（1）在一个相对封闭的场所进行，无他人随意走动，保证分享环境的安全性以及完整性；

（2）分享时座位可以圆形或扇形摆放，以便参与者能够看见彼此，促进相互之间的认识和了解；

（3）在分享过程中社工需提炼有效经验，通过要点提问的方式，引导分享者描述经验细节，如家属面临康复者不服药时，是怎么应对的；

（4）了解参与者家庭的特点，在分享过程中，如参与者提问引起分享者不适，社工可以适当引导或打断，避免冲突的发生；

（5）每一个家庭分享结束时，安排大家互动交流的时间，促进家属获得进一步支持；

（6）整体分享结束时，社工邀请每位参与者用一句话概括参加分享的感受或印象深刻的部分，巩固分享要点的同时实现对分享者的鼓励；

（7）社工总结并再次点明分享主题与分享的意义。

（二）知识宣教

即便是照顾康复者多年的家庭，依然对精神疾病缺少正确、科学的认知。在我们服务的案例中，除了少数康复程度较好的案例，大部分家庭依然面临康复者不愿服药、疾病复发频繁、反复入院等困难，但是家属们往往很难意识到这些问题是由对疾病的认识不足所致。因此，通过开展情绪支持、药物管理、家庭护理、疾病治疗等知识讲座或沙龙，让照护者正确认识疾病，协助或引导康复者更好地开展康复训练，从照护者最担心的问题入手，缓解照护者的照护压力。

1. 前期准备

社工需了解精神康复者家属在照护方面的具体问题和困惑，如疾病方面、心理压力疏导、药物管理、家庭照顾事项等困惑，确定需要链接的资源类型。

2. 链接专业资源

（1）根据在需求评估时提出的问题，链接到合适的专业人员；

（2）与主讲人进行主题沟通，提出康复者家属的困惑以及康复者的反应；

（3）与主讲人沟通时对精神康复者的称呼不用“病人”“患者”，而以“康复者”“亲历者”代替。

3. 参与者招募

（1）联系到专业医务资源后，制作活动海报，在社区内进行宣传；

（2）对于提出问题或困惑的家庭和有相似困境的家庭进行定向邀请。

4. 开展讲座

（1）活动场地可以稍作布置，营造一个温馨的环境，使家属和康复者放松；

（2）与专业人士沟通，特别是医生不穿白大褂，避免康复者出现紧张反应；

（3）通过趣味游戏加深参与者彼此印象，促进家属间的互动；

（4）介绍专业人士的从业经历以及职业背景；

（5）专业人员根据既定主题开始分享，并设置互动提问时间，回应家属们个别化的问题；

（6）鼓励家属积极提问和反馈，特别是对提出问题的家庭，可以适当引导发言；

（7）讲座结束后，社工主动了解参与者对于讲座的反馈和意见，并在讲座后与专家再次进行互动沟通，以便调整下次活动。

四、注意事项

（一）照护经验分享部分

1. 参与者自我介绍时可以用昵称代替，避免参与者出现不适和回避。

2. 因精神康复者的病症不同、病程不同，家属对分享活动的期待也会不同，在邀请时可以选择情况相似的家庭参与，或者在拟定分享主题时侧重大部分康复者家庭的需求。

3. 不强求家属分享他们不愿触及的话题。

4. 以家属的分享思路为主，社工适当进行引导即可。

5. 在分享过程中注意引导家属之间的互动和交流。

6. 服务开展的时间以家属便利为主。

7. 社工要留意分享者的一些现场反应，尤其是当其他参与者提问时的反应。

8. 家属的经验分享是为了促进家属之间的正向经验交流，而非挖掘他人隐私。

（二）疾病知识讲座部分

1. 讲座安排以家属的方便时间来与医生协调。

2. 讲座场地要选择半封闭或封闭的场所。

3. 家属在与专家医生互动时，会提出“理想化”状态的问题，如孩子还要吃几年药就可以停了？等到他这个病好了再让他去参加工作/结婚等，而非基于康复者的现状提出问题，最终收获的建议发现没有可操作性。因此，社工要帮助家属将问题细化，聚焦到康复者和家属面临的可以有机会改变的困境上，与医生沟通时尽可能提出详细可操作的方法。

五、伦理考量

1. 关于精神康复者家庭的分享更强调保密，因此对于参加分享的家庭而言，提前强调保密原则很重要，参与的家属和康复者们共同遵守这一规则并一起营造一个安全的分享环境。

2. 减少因家属、医生等的“疾病化”称呼给康复者带来的伤害。在家属分享及疾病知识讲座过程中，家属常常会直接称呼康复者为“病人”“大脑有问题的那个人”，这种称呼会加深康复者的病耻感，社工可以用“康复者”“亲历者”等称呼替代。

六、专业反思

1. 个别康复者因为无法独处，家属在参与活动时不得不带上康复者，在家属深度分享中可能会对康复者造成心理伤害，如家属在倾吐自己的遭遇时难以避免会谈到自己对康复者的看法和态度，对于在场的康复者而言，可能会伤及自尊。

2. “去标签化”：与社工的服务不同，医疗环境更注重康复者的病理特征，因此称呼一直是“患者”“病人”，社工需要在活动前与医务人员沟通，对如何称呼达成共识。

3. 家属在面对精神康复者的症状时，其病耻感可能比康复者还重，因此医生分享时也要注重精神疾病基本知识、康复过程等的介绍，帮助家属认识疾病。

第四章　同伴支持[①]

第一节　行动表：亲历互助者培育

一、背景

2019 年北京大学第六医院推动的精神障碍者“社区同伴支持专家”项目在成都市开展辅导员培训，成都利川社工与两位康复者参与了本次培训。培训结束后，成都利川在所服务的辖区开展同伴支持服务，每月固定为辖区内康复者开展一次同伴活动。

成都利川自 2019 年开展同伴支持培训后，Y 街道 6 名辅导员已开展 5 年同伴服务带领服务，主要内容围绕着亲历者（精神障碍者）的个人兴趣爱好设计主题，开展亲历互助者培育。培育亲历互助者，可提升康复者对同伴支持、复元理念和服务思路的认识及开展同伴支持服务的信心。

二、理念

在社会学习理论的指导下，通过对有关同伴支持的知识及复元理念的学习，加深康复者对同伴支持的认识和理解；通过小组互动，康复者之间相互观察、模仿、学习，增进了组员间的互动。

三、目标

1. 支持亲历者认识并理解同伴支持；
2. 掌握同伴支持活动设计及开展方法；
3. 提升亲历者开展同伴支持服务的信心。

---

① 本章作者为肖爽。

四、主要行动

（一）招募亲历者

通过微信交流、电话沟通、线下家庭访视和在个案会谈过程中观察康复者的康复情况以及参与意愿并提出邀请等方式，定向招募前期参加同伴支持的辅导员、有意向成为同伴辅导员的康复者成为亲历互助者。

（二）筛选亲历互助者

有意愿的亲历者前往机构填写报名表并与负责社工面谈，亲历者与社工充分了解之后，根据自己当前的需要及期待选择是否继续参与。社工根据亲历互助者的招募标准，筛选年龄在 18～60 岁，处于临床稳定期 6 个月以上，治疗依从性好，有一定社会功能，有帮助他人的意识与参加群体活动的意愿的亲历者。

（三）基线评估

评估工具：一般自我效能感量表（GSES）、复元理念下的精神康复服务评估表。

评估注意事项：亲历者对于问卷问题的理解是否准确，可以加入社工的评估作为辅助测量。

（四）选定培育形式

1. 以团体培育为主，个案培育为辅的形式进行，其中个案培育是指通过一对一的方式，了解亲历者对于互助的理解及对互助者的期待，向其提供相应的支持与辅导，从而挖掘个人优势及潜能，提升亲历者开展同伴支持服务的自信心。

2. 团体培育的重点集中于学习共性知识，例如同伴支持的定义、同伴支持所需要的技巧、同伴支持者的角色与身份等内容。

（五）具体培育过程

1. 学习复元理念。在已有小组基础上，社工在活动中带领亲历互助者进一步加深对复元的理解。通过“复元辩论赛”，以有趣的竞技形式向互助者提出关于复元的命题，刺激组员思考，引导亲历互助者表达并引发讨论。运用“复元树”，鼓励并引导亲历互助者之间相互合作，共同盘点自己的优势内容，同时将个人优势转化为互助资源，促进未来亲历互助者工作的发展。

2. 学习同伴支持理念。运用“优点印象卡”“技能探索表”，回忆自己的成功经历、高光时刻，引导亲历互助者清楚地认识到自己的优势和独特，提升互助者的自我认同感和自信心。

为了加深互助者对于同伴支持 7 个原则的理解，社会工作者运用“情景练习表格”还原现实情况，引导互助者在真实的条件下作出反应，以接近生活的方式让同伴辅导员认识到自己的言谈举止会给康复者带来怎样的感受。

3. 学习精神疾病常用知识。社工针对精神疾病的病因、服药、复发、康复者基本权利等问题，以讲解议题的形式引导亲历者学习，有助于加强亲历者对精神疾病知识的了解，有助于亲历者更好地认识自我、理解疾病及更加坦然地面对困境和提高亲历者互助的自信心。

4. 讨论亲历者互助组织准入和退出。亲历者互助组织的准入制度根据辅导员招募标准制定，具体标准如下：

（1）曾被诊断为精神分裂症、双相情感障碍、分裂型情感障碍；

（2）年龄无限制；

（3）临床稳定期 6 个月以内的康复者可以先进入辅导员备选名单；

（4）无药物、酒精滥用 / 依赖问题；

（5）治疗依从性较好，能坚持服药；

（6）无严重躯体疾病；

（7）有一定社会功能；

（8）有帮助他人的意识与参加群体活动的意愿；

（9）家庭监护人不作强制要求，独居康复者也符合辅导员招募标准。

为了规范小组行为，社工对亲历者互助小组制定退出机制，具体内容如下：

（1）若辅导员中途精神疾病复发，视为暂时退出辅导员队伍，待出院后根据康复情况及个人意愿再作评估；

（2）辅导员向社工提出自愿退出；

（3）经考核不符合入选标准时社工引导退出。

5. 确定亲历互助者成长支持。在活动进行过程中，辅导员们的心境会有一定的转变。社会工作者需要敏感地发现辅导员的成长变化，并给予及时的关注与支持。这一部分的成长支持更多地以个案辅导的形式出现，以一对一面谈的方式对辅导员的成长给予反馈。每位同伴支持者可以根据自己的情况，与社工约定个体辅导的时间，社工也可以根据每位同伴支持者的具体情况进行约谈。

除此之外，辅以团体督导和同辈督导，团体督导通过亲历互助者小组每月例行一次的小组讨论进行，讨论为同伴辅导员提供一个集中的时间，一起总结上月活动的开展情况以及遇到的困难，引导同伴辅导员们寻找困难的应对办法，同时各个辅导员对下个月的活动安排提出各自的想法。同辈督导体现在每一次同伴支持活动以后，社工都会安排一定的时间让辅导员们针对本次活动的情况发表自己的看法并讨论。

6. 讨论亲历者互助行动的时长及频次。社工根据每一位同伴辅导员的兴趣爱好以及其日常生活安排来选择亲历者互助行动的时长与频次。运动 / 兴趣培养类：一周一次；知识 / 技能学习类：两周一次；户外 / 休闲娱乐类：一月一次。

7. 亲历互助者自我倡导。同伴辅导员作为康复状况较好的康复者，通过向同伴讲述自己的复元经历，传递自己的康复经验，以言传身教的方式为更多的康复者提供复元的方法和信心。这种自我倡导在传播复元正能量的同时，也体现出辅导员们可以坦然自若地向外界介绍自己的身份，证明了亲历互助者培育的有效性。

五、注意事项

1. 针对请假的组员，应对上次内容进行回顾，帮助请假组员跟上活动进度。

2. 社工视亲历者具体情况，可放慢活动节奏，运用重复、聚焦、举例等方法帮助其理解。

3. 针对亲历者缺乏信心的情况，社工可使用示范技巧，并以自己的经历，引导组员认识到技巧不是重点，而重在表达。

4. 亲历者不知该如何表达时，社工可引导组员先从简单的、积极的事件开始分享，当组员不愿分享时，不强求组员，尊重组员当下的状态和感受。

六、伦理考量

个别化原则：每位亲历互助者都是独一无二的个体，在培育过程中除了对基础知识的教育，更需要社会工作者根据个体的差异，挖掘个体独特的闪光点。

七、专业反思

在培育亲历互助者的过程中，社会工作者需要明确同伴辅导员的角色和定位，同时要清楚社工在这一过程中提供什么样的服务、承担什么样的角色。同伴辅导员不应仅是社工的助手，而是站在同伴之间的支持力量，有着互助支持的身份。在活动过程中，同伴辅导员尽管可以提供教育服务，但不能替代社工的教育身份。要明确社工与辅导员同样处于专业关系中。

附录 1：复元理念下的精神康复服务评估表

请根据你对以下陈述语句的看法，在最合适的答案下打钩。

所属社区:________________ 姓名:________ 年龄:________ 填写日期:________

	非常同意	同意	无所谓	不同意	非常不同意
期待实现人生目标					
对成功有强烈愿望					
相信现有目标能够达到					
有想过成为怎样的人					
对未来抱有希望					
有使人保持良好状态的计划					
怀有好奇心					
有生活意义					
期待有好事发生					
即使在不相信自己的时候，也会有人相信自己的					
当自己也无法关照自己时，有人会关照自己的					
有值得信赖的人					

续表

	非常同意	同意	无所谓	不同意	非常不同意
必要的时候，会向他人求助					
在自己人生中发生的事，自己总能解决					
喜欢自己					
有方法处理压力					
他人如果了解了自己，对自己是好的					
即便有不安，也想按照自己的方式来生活					
精神症状对自己生活的妨碍正在逐渐变小					
从症状所产生问题的时间上看，每次都在变短					
寻求帮助也没什么不好意思的					
处理精神病症，并非自己现在生活中最重要的事					
自己知道在何时寻求帮助会比较好					
有各种各样的朋友是十分重要的					

附录 2：互动工具

一、游戏：知多一点点

场地：室内

人数：不限

时间：约 10 分钟

用具：“知多一点点”表格、笔

目的：在小组初期让小组成员发掘与其他组员的共同点

游戏方法：

1. 把“知多一点点”表格派发给参加者。（见附表）

2. 请各组员在 10 分钟内，与其他组员交流“知多一点点”表格内各项，如果对方符合表格要求，请对方签名。

注意事项：

主持人可要求参加者与每一位相遇的组员都能交流所有“知多一点点”项目，并强调“找不到，也不要紧”的原则。主持人也可鼓励参加者高声喊出要求而找到适合的组员签名。这都视小组特色而定。

游戏变化：

1. 表格的格式任由主持人设计。

2. 在小组不同阶段可设计不同的问题。在小组后期，问题宜较深入。

知多一点点

在小组中找和你有相同点的同伴，他们……　　签名：

1. 与我住在相同的区域	
2. 与我喜欢相同的电视节目	
3. 与我同一属相	
4. 和我有共同兴趣	
5. 喜欢的颜色与我相同	
6. 爱吃的水果与我口味相同	

若你找到了，请叫他们签名吧！

找不到，也不要紧。

二、复元是非题

场地：室内

人数：不限

时间：20～30 分钟

用具："复元是非题"答题纸

目的：激发组员思考及引发讨论

游戏方法：

1. 把座椅分左右两边面对面排列，中间距离最少 10 尺。组员可随意坐在椅子上。

2. 分派"复元是非题"答题纸给每一组员（见下页），并用 5 分钟时间思考答案。

3. 把右边的椅子划定为"是"，左边的为"非"。主持人先问答题纸上的第一道题，认为对的走到"是"区坐下，认为不对的走到"非"区坐下。选定后，主持人随意邀请组员发表意见，并可进行辩论。在辩论过程中改变看法的组员可重新选区域。

4. 游戏完毕，可进行分享及讨论。

注意事项：

1. 活动的目的在于激发组员思考及协助组员投入。问题基本上没有绝对答案，主要看从哪一角度评价。

2. 在设计问题时，只有“是”和“非”两个答案，不会有中间、模棱两可的答案。主持人要求组员只能选择其一，在讨论时也要按这个立场发言，这样才可以增加辩论时的张力。

3. 问题应配合聚会主题设计。

4. 留意发言时间，避免被少数人垄断。

5. 辩论的题目可按小组和团队的主题而随时修改，以下答题纸只供参考。

复元是非题	是	非
1. 每个康复者（包含自己）都有自己的优点	☐	☐
2. 替康复者做选择可以帮助康复者更好地生活	☐	☐
3. 希望不是万能的，但没有希望就万万不能	☐	☐
4. 关注精神健康 / 病症是复元生活中最重要的一件事	☐	☐
5. 有责任心的人，就能掌控自己的复元生活	☐	☐
6. 复元生活中，外界的支持是最重要的	☐	☐

三、What can I do

“What can I do”技能探索表

你能做什么？你的能力在哪里？事实上每个人所具备的能力可能有上百种之多，所以认真地探索你的技能，你会惊讶自己竟然如此多才多艺。

序号	内容	技能解剖 想想完成这项事情需要有哪些技能，并将之列下来
1	列下你曾经成功完成的事情 例如： 每月自己去看诊 / 拿药； 独立完成个人卫生； 主动按时服药； 有稳定的朋友； 完整地策划带领了一次活动； 使用导航软件顺利到达目的地； 打破自己某项运动纪录； 等等	举例： · 事件：我能够自己独立去医院就诊 / 拿药 · 列举技能：我认识家庭到医院的交通路线，会乘坐公交车；我会使用看诊流程；我能够和医生顺畅交流；我会使用智能手机；我有方法处理紧急情况
		事件： 列举技能：

续表

序号	内容	技能解剖 想想完成这项事情需要有哪些技能，并将之列下来
2	回顾你所曾受过的教育、学过的知识、经历过让你印象深刻的事情，在这些过程中，你学会了哪些技能，将它们列下来	事件： 列举技能：
3	再想想你平时常常从事的活动，下列这些活动需要的技能，继续扩充你的技能表	事件： 列举技能：
4	请回想一次你在工作（不是单指职业，指你曾做过的事）上所曾经历的一次高峰经验（意指很快乐、很感动的一刻），与你旁边的伙伴分享这次的经验，并分析在这次经验中显现出你的哪些能力，把它列下来	事件： 列举技能：

背景：

一天，王姐在社工的邀请下第一次参加同伴活动，来到活动室后她寻找了一个角落坐在那里，独自发呆。这时距离活动开始还有30分钟，你是本次活动的带领人，看到这种情况，你走上前与王姐主动交谈起来。

以下是你们的聊天情境，不同情境中，你会怎么做？

情境	你的做法
情境一：看到你过来，王姐将椅子向后退了半步，眼睛直直地看着你，这时的你会怎么做？	
情境二：一番自我介绍后，你主动关心王姐，也向她介绍了这次活动的内容是什么，邀请她待会儿积极参与进来，王姐听了之后，说"我就是来看看，不会这些，你说的我都不懂，待会儿我就看你们怎么玩就行了"。这时你会怎么做？	
情境三：看到王姐这样的反应，于是你就主动和王姐聊起了日常，她讲述了自己家庭中的生活，如和父母之间的冲突很大，经常被父母支派做这做那，她很烦躁，讲着讲着就哭了，这时你会怎么做？	
情境四：和你搭档的另一位同伴看着你们聊得很投入，就主动过来问你，"她怎么了呀？她家里发生什么事情了？"这时你会怎么做？	

续表

情境	你的做法
情境五：委婉地请搭档走开之后，你继续和王姐聊天，王姐和你说，因为生活得很压抑，感觉生活没意思，自己还悄悄尝试过自杀，最近想到了一个简单的方法，计划有机会就尝试一下。这时你会怎么做？	
情境六：看到王姐这么难受，你也向她分享了一些你曾经遇到的困难，鼓励王姐多看到生活中积极的一面，听到她说“吃药太痛苦了，吃了药每天一大半的时间都在睡觉，太难受了，我实在不知道该怎么办”，这时你会怎么做？	

第二节　行动表：互助行动

一、背景

成都利川自 2016 年开始探索精神障碍社区康复服务，2019 年，在成都市精神卫生中心和彭州市精神卫生中心的牵头下，北医六院推动精神障碍者的社区同伴支持项目专家在成都市开展辅导员培训，成都利川社工与两位康复者参与了本次培训。培训结束后，成都利川在所服务的辖区，开展同伴支持服务，通过近一年的发展，现在组建起一支 5 人的辅导员团队，每月固定为辖区内康复者开展一次同伴活动。

二、理念

同伴支持的理念最早出现在患糖尿病、高血压、乳腺癌等群体服务领域。20 世纪 40 年代，美国开始出现精神障碍同伴支持的雏形，至 20 世纪 70 年代，自助和同伴支持的小组遍及欧洲、北美以及澳大利亚、新西兰等地，成为精神健康服务使用者运动的核心内容。[①] 北京自 2013 年起开展精神障碍者社区同伴支持项目，随着北京项目点获得成功，接着在重庆、浙江、江苏等地陆续开展。

同伴支持的理念是“曾经面对、遭遇和克服不幸及灾难的人们能够为面

① 童敏．社会工作的自助和同伴支持理念的产生和演变：西方精神健康服务模式的发展轨迹［J］．华东理工大学学报（社会科学版），2009（4）：6.

临同样境遇的人提供有用的支持、鼓励、希望，甚至成为良师益友"，起到康复榜样的作用。它强调的是发现和关注优势，秉承复元模式——"即使我受到了疾病的限制，依然要过一种满意的、充满希望的和有所贡献的生活"。

三、目标

1. 拓宽并巩固辅导员的兴趣爱好，找到自己的闪光点，提升自信心；

2. 辅导员以自身经历为其他康复者提供榜样，以同伴的身份为康复者注入生活希望；

3. 促进辅导员在活动中寻找生活意义，增强生活信心。

四、主要行动

（一）确定活动主题

辅导员观察或发现同伴需要，结合自己擅长的技能和爱好的领域，向社工提出组织活动的想法。社工结合现实因素考虑，引导辅导员们围绕提案作出思考、相互讨论。以往活动举办过的主题有书法、智能手机课堂、八段锦、唱歌、看电影等。

（二）明确活动形式

在确定了活动主题的基础上，社工引导辅导员进一步细化对主题活动的想法，明确活动的开展形式、具体内容等，例如，唱歌活动的前期需要考虑这个主题是找人来教大家唱歌还是由辅导员来教大家唱歌。

（三）确定活动频次

社工引导辅导员们相互讨论，根据活动类别、辅导员自身的生活安排和身体状态，确定所选活动类型的频次。如果有特殊情况，中途也可以作出调整，如辅导员不确定时间安排、辅导员状态不好等情况，都可以在与组员商议后机动地对活动开展时间作出调整。

（四）协助辅导员完成互助活动计划书

当活动的蓝图有了框架和轮廓以后，社工带领辅导员将脑海中的想法记录在活动计划书中，通过活动计划书的撰写厘清活动的开展流程、时间安排、物资需求和预算。社工引导主带辅导员思考，面对即将开展的活动预想可能遇到的困难，并提前对困难提出可能的应对方法。

（五）前期筹备工作

1. 协调活动场地。活动场地主要借用社区的活动空间进行，由社工与社区工作人员协调场地的使用问题。

2. 发布活动通知，招募活动人员。辅导员在微信社群中发布活动通知，向原来参加过活动的康复者发出邀请，或者通过打电话、口口相传等方式招募活动人员，必要时社工会提供协助。

3. 购买活动物资和茶点。根据计划书中的预算金额，社工会预付一部分的资金。辅导员根据活动的需要，统计参与人员数量后购买活动物资和准备茶点。

（六）互助活动开展中社工的定位

1. 活动前期：社工在活动中的参与较多，包括活动中维持现场秩序、在辅导员产生消极情绪的时候提供情绪支持、协助活动的开展、拍照记录活动过程等。

2. 活动后期：随着活动逐渐成熟，应适当减少社工的参与，如果需要社工协助，比如外出活动工作量较大，社工会给予一定的帮助，但大部分时间鼓励辅导员独立带领活动。

（七）复元经历分享

每次活动中会预留 20 分钟的互动交流时间让大家自由讨论。在这段时间里，辅导员需要起到引领话题的作用，通过日常生活的沟通向参与者呈现关心与温暖，辅导员有责任主动分享自己的复元经验，鼓舞参与者的生活信心。

（八）活动督导

辅导员在活动结束后需要填写活动过程记录表，内容包括实际活动进程、成员表现和反馈。根据活动过程记录表以及社工对活动过程的观察对辅导员进行固定督导与及时督导。固定督导为每月定期开展的月末总结会，同时，每次活动结束以后社工会在微信群内进行及时督导，对本次活动中出现的情况作出及时总结和梳理。引导辅导员回顾活动带领过程中是否有一些状况及应对措施等，如活动中有组员迟到、有组员处于游离状态、组员在活动中争吵等，辅导员应在社工的协助下讨论合适的应对方式。

五、注意事项

1. 社工在互助活动中应逐渐将组织活动的主动权交给辅导员，从引导辅导员梳理自己的活动构想，到更多地鼓励辅导员自主地组织活动和带领团队。

2. 引导辅导员及时优化和调整活动内容。

六、伦理考量

1. 坚持自决原则：参与者的自我选择和自我决定的权利，是其提高个人信心和能力的关键，在互助行动的过程中，社工要小心为亲历者作决定，尊重亲历者的想法与观点。

2. 保密原则：互助小组中会涉及很多分享环节，需要辅导员向参与者分享自己的复元经历，社工需要在小组中强调保密原则，引导辅导员与参与者共同遵守，彼此保护，一起营造一个安全、轻松的分享环境。

七、专业反思

在活动过程中，社工很容易依照已有的工作习惯对活动进程提出自己的见解并执行，而将辅导员的意见仅仅作为参考意见，这削弱了辅导员的主动性。辅导员应是活动和策划的主体。社工协助辅导员完成策划，可更大程度地激发辅导员的潜能，为辅导员提供自我展示的舞台。尊重辅导员的自我选择对互助小组的活动开展至关重要。

第五章　户外活动[①]

行动表：户外活动的准备与实施

一、理念

人们对精神疾病知之甚少，对精神障碍康复者有较强的歧视和排斥，由于家庭、社区和社会对他们给予的关爱和照顾不够，精神康复者即便在接受康复治疗后仍不能及时融入社会，往往拒绝走出家门参与社会生活，社会支持网络弱，这对于精神障碍者、家人及社会来说，是一个值得重视的问题。精神障碍者在存在偏见及刻板印象的环境中产生的低自尊感，加之重要他人不当的照顾方式带来的意识强化，形成较低的自我认同感及价值感，导致其缺乏康复意愿，不愿意积极参与康复活动[②]。户外活动是社区工作方法的一种，是对个案访视和小组训练的有效补充，有助于提升精神障碍者社会活动的参与感、培养其人际合作的能力，促进同伴之间家庭的互动交流[③]。通过开展社区户外活动，促进精神障碍康复者家庭与社区环境的互动，增强获取社区资源支持的能力，带来社区与家庭的良性互动[④]，同时开展户外活动也拓宽了服务面，从社区场景延伸到社会场景，扩大了个体发挥潜能的空间，增加了服务的多元化和趣味性，增强了精神障碍者家庭的康复信心，推动精神障碍者家庭更好地复元。

---

① 本章作者为邓桃。邓桃，毕业于成都理工大学社会工作本科，中级社工师，从事精神健康服务两年，擅长家属服务、社会参与服务。

② 高万红. 精神障碍康复：社会工作的本土实践［M］. 北京：社会科学文献出版社，2019.

③ 范北方，童敏. 严重精神障碍社区康复社工实务：深圳市南山区的外展服务［M］. 北京：中国社会出版社，2019.

④ 何国良，等. 社会工作实践研究：案例与评论［M］. 北京：社会科学文献出版社，2022.

社工通过前期的访视服务及在活动过程中发现精神康复者由于长期服用药物，躯体性功能逐渐退化，外出意愿低，日常行为减少，活动范围主要集中于居住地周边，生活场景单一，对于现实的觉知变弱。家属的生活时间和空间被挤压，休闲与娱乐的时间大大减少，照护压力大，与精神康复者间的关系较为紧张。基于上述背景，成都利川社工依托节假日在社区内外环境中开展活动，推动精神康复者走出家门，增加家属外出游玩的机会，营造轻松愉悦的环境，引导精神康复者与家属良性互动，缓和家庭关系。

二、目标

1. 增加外出频率，锻炼行动能力，增强现实联结；
2. 增进正向沟通，增加良性互动，促进家庭融洽；
3. 展示正面形象，增加积极体验，提升康复信心。

三、主要行动

（一）需求调查

1. 筛选人群：户外活动时间长，距离远，具有较多不可控因素，这对精神康复者的身体素质以及应对问题的能力有要求。需要初步筛选精神康复者，降低活动开展过程中的风险，标准为有意愿参与活动，临床稳定期在3个月及以上，近期没有危险性行为，无严重躯体疾病者。

2. 调查需求：户外活动人群覆盖面较广，具有多样性，可采用灵活多样的方式进行需求收集，在确定可参与的精神康复者后，在开展其他服务过程中可对精神康复者收集活动意向及期待，也可通过电访、家庭访视、筹备会等形式收集精神康复者的需求。

（二）计划制订

1. 确定场地：户外活动对场地具有强依赖性，场地关系到交通路线规划、午餐地点、预算支出等，适宜的场地距离适中、周边设施好、环境优美、用餐方便，利用网络资源寻找适宜开展户外活动的其他场地，选择后现场确认设施、交通、用餐以及费用等事项。

2. 设计方案：查找相关文献作为理论支撑，结合前期收集到的需求，在此环节，社工应清楚现有的人力、资源以及经费，明确开展户外活动需要的资源、准备工作、活动流程以及预计困难等。

（三）活动推进

1. 分工讨论：户外活动涉及的因素较多，每一阶段需要明确进度、内容以及待办事项，可通过线上 + 实地会议召开活动筹备会，明确活动进度时间表，落实前期筹备，根据实际需要进行方案调整，共享最新活动信息，讨论目前遇到的困难。

2. 购买物资：户外活动涉及的物资数量多、种类杂，设计、制作、购买周期长，各类物资均根据活动报名人数提前进行购买并及时详细记录购买清单、清点物资。

3. 志愿者招募：可通过电话、微信进行招募，确定志愿者名单，社工告知志愿者具体服务内容，对于大型户外活动必要时可开展志愿者培训，确保志愿者明确职责，有序到岗，充分发挥志愿者的主动性。

四、注意事项

1. 联动各康复站开展大型户外活动，需确定参与活动的各站点以及具体负责人，商定活动开展月以及活动预算。

2. 户外活动距离较远时，要考虑精神康复者及家属的身体素质，准备好晕车贴、晕车药等，同时提醒患有基础疾病的精神康复者及家属带好药物。

3. 户外活动受天气影响较大，提前确定天气因素，若当天天气不利于活动开展，可转移到就近的室内。

4. 在活动中精神康复者若有疾病复发的迹象，社工应及时干预，在场的其他社工和精防医生密切关注精神康复者，若出现危险性行为应及时送医。

5. 活动当天参加的精神康复者状态欠佳，如喝醉、感冒等，社工应与家属及本人沟通参与活动的可行性。

6. 精神康复者及家属可能会在活动过程中向社工讲述近期遇到的困难及需求，社工先回应精神康复者及家属，引导精神康复者及家属参与当下的活动。

五、伦理考量

1. 鼓励：邀请精神康复者及家属参与活动，遇到犹豫或推辞的情况时，认真倾听精神康复者及家属的担忧，提供情绪支持，鼓励参与活动。

2. 保密：在活动分享环节，精神康复者及家属会讲述个人和家庭的隐私，社工应遵循保密原则，同时告知其他活动参与者应保守他人隐私。

3. 知情同意：若户外活动时间较长、距离较远，首要保障精神康复者的安全，与精神康复者签订安全协议，同时提醒精神康复者户外活动的注意事项。

4. 不批判：在活动过程中，精神康复者之间发生分歧时，社工尊重双方的表达，秉持不评判原则，面对冲突营造包容、鼓励的氛围，邀请双方坦诚表达自己的想法，促进相互理解。

5. 尊重：在活动进行过程中，精神康复者与家属选择不同路线，社工与精神康复者及家属沟通最终流程及注意事项后，尊重参与者的自决权。

六、专业反思

1. 户外活动有助于社工迅速与精神康复者建立关系，适用于第一年开展精神障碍社区康复，在建立关系后需要定期开展服务维持良好的关系。

2. 精神康复者及家属休闲娱乐机会较少，开展大型户外活动可以让更多精神康复者家庭参与进来，为后续的个案、小组支持、家属服务奠定基础。

3. 户外活动应结合精神障碍者及家属的需求和爱好，鼓励精神康复者及家属参与更多的活动策划与准备，提高参与度，发挥精神康复者的潜能。

4. 在轻松娱乐的公共空间，精神康复者及家属更容易卸下心防，表情和肢体语言更放松，对外有更多的表达和互动，能推动精神康复者之间的良性互动。

5. 开展户外活动可邀请志愿者、精防医生、社区工作人员等多方参与，增进各方的互动，搭建交流沟通的平台，通过各方合作共同营造友好包容的环境。

第六章 “微光”志愿服务[①]

行动表：志愿服务的准备与实施

一、理念

成都利川社工在精神障碍社区康复服务中发现，社区普通居民与精神障碍者都会受精神疾病病耻感与污名化的影响。一方面，受媒体负面报道影响，社会大众对精神障碍群体的形象认知较为片面消极，又因大多社区居民在日常生活中与这一群体接触较少，对其缺少直接客观的了解，因此造成的恐惧更容易加深社区普通居民对精神障碍群体的歧视与隔离。另一方面，受病耻感与污名化影响，精神障碍者家庭往往会逐渐淡出社区公共生活，较少与外界接触交流，对精神障碍群体来说其无法感知到社区的善意，自身病耻感加重，而这一群体在社区公共生活中的缺位，也进一步固化了精神障碍群体在社会大众眼中的片面、单一形象，反过来加重了精神障碍的污名化现象。

精神康复工作中的志愿服务是一个积极的双向互动。一方面，社会志愿者参与精神康复工作，志愿者自身在参与精神康复服务的过程中逐渐改善对精神疾病的认知，同时，志愿者的服务行动可以视作一种社会倡导，促进社区包容友好环境的营造。另一方面，已有研究发现，社会志愿者参与精神康复服务对于促进精神障碍者康复、增强其社会功能、改善症状和日常生活能力有着积极意义[②]。

---

① 本章作者为代琼瑶。

② 张玉雯，严海波，史成香．志愿者陪伴活动在慢性精神分裂症患者中的疗效观察［J］．临床医药文献电子杂志，2019，6（96）：107.

综上而言，志愿者的参与是精神康复工作中不可或缺的一个组成部分，其意义不只在于补充精神康复工作人力资源，更多在于通过志愿者群体与精神障碍者群体的积极互动，以及这种互助行为与社区环境的积极互动，达到改善社区环境、提高社区精神康复者生活质量的最终目标。

成都利川社工基于过往的精神障碍社区康复社会工作服务基础，目前已经建立起一支“微光”志愿服务队，这一志愿服务队正处于生长培力阶段，队伍成员主要由社区中的退休老党员组成，成员们自身有意愿积极投入社区志愿服务，且对精神障碍者群体持有关爱、包容态度，社工从社区中找到这样的志愿者群体，为他们提供相关服务培训，支持他们积极参与精神康复者访视服务、常态活动及社会参与活动。本行动表尝试梳理社工推动该志愿队的组织培育过程及志愿者参与的精神康复服务内容，以期为社区精神康复社会工作同行提供些微质性参考。

二、目标

在志愿者层面，志愿者参与系统的精神康复培训、服务、反思，提高对精神疾病及精神障碍者的客观认知、减少歧视与排斥、提升自身服务意识与能力。

在精神康复者层面，精神康复者在与志愿者的积极互动中感受到社会的关爱，建立起对现实世界的安全感，走出自我封闭，走进社区重拾信心。在一次次生活化的互动中，康复者的社会功能得到增强与锻炼。

在社区环境层面，从志愿者与精神康复者间积极互动的示范倡导中，社区普通民众对精神疾病、精神康复者、社区康复形成正面、积极认知，替代以往的刻板印象与偏见，为营造包容友爱的社区环境打下基础。

三、主要行动

（一）“微光”志愿服务队组织培育过程

1. 进入社区，与居民志愿者建立关系：通过社区工作人员提前熟悉社区志愿服务情况，包括社区现有志愿服务队伍及其服务内容、精神障碍者所居住的小区中居民骨干情况等，便于后续有方向地挖掘潜在“微光”志愿者。在各类社区活动中，通过共同参与协助活动，与志愿者及居民骨干建立初步联系，与社区居民志愿者聊聊精神健康话题，使其对精神障碍社区康复服务有一定初步印象，并注意挖掘愿意参与精神障碍群体服务的志愿者。

2. 培育公共服务意识与能力：通过社区发展治理相关项目参与，打造公共议事会、公益课堂等多种形式的培训、体验活动，培养志愿者参与社区公共事务的意识与能力，引导志愿者参与特殊群体的探访活动，激发社区志愿者对社区中困境群体的关注关心，培养“奉献、友爱、互助、进步”的志愿精神。

3. 成立专项志愿者队伍：招募志愿者，成立主要服务于社区精神障碍者的专项志愿服务队，开展志愿者利康沙龙，进行志愿服务队伍组织文化建设，与志愿队成员共同商议队伍发展方向、志愿队组织架构等内容，讨论澄清并达成共识。

4. 志愿队伍文化建设与赋能：通过沙龙交流活动，引导志愿者讲述自己的生命故事，分享参与志愿服务的初衷、收获，为志愿队名“微光”赋予意义，提升队伍凝聚力，增强志愿队成员对精神健康志愿服务的归属感。

5. 精神健康相关知识、技能培训：面向社区居民骨干、志愿者等开展精神健康相关知识培训，培训内容包括精神障碍相关基本常识、志愿服务技巧、精神障碍社区康复志愿服务注意事项等，活动形式包括组织志愿者观看学习精神健康相关纪录片等影像资料、邀请精神健康相关专家如精神专科医生进行精神障碍基本知识介绍，帮助志愿者正确、客观地看待精神障碍者及其形象、行为，减少刻板印象造成的歧视，学习如何与社区内的精神障碍者相处及为他们提供服务。

6. 制作志愿者联系清单，制作志愿者个人档案：制作一套志愿者档案，完整记录一个志愿者从报名到后期的每次服务，也可以作为志愿者表彰的工具。

（二）“微光”志愿服务队参与精神康复服务内容

1. 组织文娱活动，促进志愿者与精神障碍者初步建立关系：组织精神障碍者与社区居民骨干、志愿者共同参与康乐性活动，通过趣味互动类游戏或活动设计引导居民志愿者与精神障碍者进行良好互动，通过直接接触与积极互动，改善居民骨干、志愿者对精神障碍者的刻板印象。

2. 志愿队成员参与精神障碍者群体服务：（1）在小组活动、家属联谊会活动、社区外出活动中赋予志愿者工作员角色，给予志愿者明确的任务分工，使志愿者在活动中有意识地为精神障碍者提供陪伴性支持；（2）邀请志愿者参与精神障碍者家庭探访、困难家庭慰问走访等直接性服务。

3. 组织利康沙龙，改善认知与态度：邀请社区工作人员、居民骨干、院落代表、志愿者等参与利康沙龙活动，通过服务介绍、专家分享、沙龙交流等形式，改变相关方对精神疾病、精神障碍者的认知，减少对精神障碍者及其家庭的歧视与社会排斥。

4. 综述"微光"志愿服务队的行动带来的影响与改变，主要有两个方面：一是通过"微光"志愿服务队志愿者们一次次的服务活动，由一个志愿者家庭、一支志愿服务队伍辐射到整个社区，逐步建设包容友好的社区氛围；二是通过精神障碍者在各类活动中良好形象的展示，改善社区普通居民对精神障碍群体的负面印象，减少因不理解、恐惧造成的排斥与歧视。

四、注意事项

1. 社工与志愿者之间有工作上的平等合作关系、业务上的支持指导关系，社工和志愿者的工作关系与私人关系需注意平衡。

2. 精神康复服务领域的志愿者，应该具备专业的素质和能力[①]，为避免造成对双方情感的伤害，志愿者需接受培训后才能参与直接面对精神障碍者的服务。

3. 对于志愿者提供的服务，社工要定期带领做复盘评估，并及时收集接受志愿者服务的康复者的意见反馈。

4. 社会工作者要考虑资源有效使用的问题，对非专业服务的志愿者要定期进行专业培训，要做分类训练计划的统筹安排。

5. 志愿者的激励方式应根据志愿队伍成员特性决定，对志愿者要给予必要的车费、津贴补助。

6. 社会工作者要考虑志愿者服务队伍的稳定问题，定期宣传那些已经做起志愿服务的社区居民，要积极表扬他们的奉献精神，增强其成就感。

---

① 王越．探讨精神卫生领域社工与志愿者协同联动机制［J］．智库时代，2019，174（6）：15+19.

7. 社会工作者要考虑志愿者服务队伍的发展扩大问题，不要忽视新志愿者的挖掘招募，及时为志愿队伍补充新鲜血液。

8. 社会功能恢复较好的精神康复者也可以成为志愿队的一分子。

五、伦理考量

1. 社工与志愿者之间的双重关系：实践中可能出现社会工作者与志愿者之间存在双重关系的挑战，如在工作关系外还可能有朋友关系、邻居关系、亲戚关系等，需处理双重关系带来的挑战。

2. 专业服务与人情冲突：中国本土是一个人情社会，与社区志愿者的互动即使是在工作关系中也难免带有人情色彩。

3. 服务对象利益至上：志愿者在直接服务精神障碍者前必须接受相关培训，保证提供专业的、适切的志愿服务，避免造成任何方面的伤害。

4. 精神康复者隐私保密：志愿服务中，志愿者需要了解部分精神康复者的隐私信息，志愿者应被要求对相关信息保密。

六、专业反思

1. 注意发挥志愿者的自身经验与潜能：志愿者自身有丰富的人生经验和阅历，社会工作者在实践中要注意发挥志愿者的积极经验，挖掘志愿者内在资源，促进志愿队伍的健康发展。

2. 不可忽视志愿者培训：社工需要整合资源，设计安排全面的志愿者培训课程，保证志愿者开始服务前接受过系统培训，可能的话为长期进行志愿服务的志愿者提供督导。

3. 完善志愿者管理体系：志愿服务队伍成立后，社会工作者应与志愿队成员共同商议，逐步完善志愿者管理体系，包括完整的志愿者招募、培训、激励、督导、考核制度，提高志愿队伍管理的规范性。

4. 参与者与享受者、照顾者与被照顾者之间可以是在个人人生的不同阶段与他人的一种积极有效的互动。

附录：“微光”志愿服务活动方案

一、活动名称：“点点微光 照亮寒冬”暖冬探访行动

二、活动背景

成都利川承接2018年成都市社会组织发展专项基金扶持项目，落地S街道，开展“重建生活为本的精神障碍社区康复服务项目”。截至目前，项目共服务驷马桥街道54户精神障碍者家庭，受病耻感和社会负面报道的影响，精神障碍者及其家属往往独自忍受社会的歧视和排斥，独自背负着日积月累的身心、社交等各种压力无处宣泄，长此以往导致精神障碍者的居家环境日益恶化，进而整个家庭都会淡出社会活动，精神障碍者康复环境也会进一步恶化。

通过项目前期探访与服务对象家庭建立关系，服务对象及其家属能对社工逐渐认可。社工通过组织社区活动，不断与精神障碍者进行关系建立与深入，引导服务对象与家属、社区志愿者、社区居民产生良性沟通接触，协助精神障碍者重建融入社会的信心。

本次活动旨在通过社工与志愿者送服务上门的形式，为现阶段不愿走出家门参与社区活动的困难精神障碍者家庭送上温暖，传递社区对困难特殊群体的关爱，倾听家属及服务对象的需求，为他们提供情感支持，使困难精神障碍者家庭感受到社会的关爱，增强其融入社会的信心。

三、活动目的和目标

（一）目的

通过社工与志愿者送服务上门的形式，为现阶段不愿走出家门参与社区活动的服务对象送上温暖，传递社区对特殊困难群体的关爱。

（二）目标

对于精神障碍者家庭：

1. 社工和志愿者上门与精神障碍者互动，增加其与陌生人互动的机会；

2. 为困难家庭送上冬被，助其温暖过冬，使困难家庭感受到来自社会与社区的关怀；

3. 探访中向服务对象及家属宣传介绍服务项目，鼓励服务对象家庭参与社区活动，或在有困难时积极向周边资源求助。

对于志愿者：

1. 加强志愿者队伍的公共意识和服务能力；

2. 激发志愿者服务“自主性”，积极为身边有困难的社区居民提供帮助。

四、活动内容

1. 活动形式：社工与志愿者上门探望困难家庭

2. 活动时间：2019 年 12 月 5 日—10 日

3. 活动地点：驷马桥街道各社区院落

4. 目标对象及人数：志愿者 10 人，精神障碍者及家属 20 人左右

五、具体工作流程

时间	内容	物资	负责社工
2019-12-04	与各社区残疾专干沟通确定探访名单	—	代琼瑶
2019-12-05	计划书撰写	—	代琼瑶
2019-12-05	志愿队负责人沟通，按志愿者与探访对象住址距离分组	—	代琼瑶
2019-12-06 13:40—14:00	物资整理 志愿者签到、出发前合照	签到表、笔	代琼瑶
14:00—16:30	1.“微光”队伍成员 3 人一组，分批次探望精神障碍者家庭。本次共探访驷马桥街道困难精障家庭 9 户，分批次探望（12 月 6 日下午 4 户、12 月 9 日上午 2 户、12 月 9 日下午 3 户） 2.“微光”志愿服务队成员去到服务对象家里，要主动与家属聊天，了解家属的困难等	探访物资	“微光”志愿队伍成员代琼瑶、肖爽
16:30—17:00	活动结束，志愿者总结分享活动感受（线上线下均可）		

第七章　影像发声[1]

行动表：影像发声的准备与实施

一、理念

影像发声（Photovoice）作为参与式行动研究（Participatory Action Research）的新方法，最早在公共卫生研究领域运用。通过组织参与者拍摄照片并进行讨论的方式来激发个人和社区的改变。参与者运用手中的相机，真实记录和呈现他们的日常生活，并在分享和讨论中让这些平常很难听到其声音的人们用视觉想象力来告诉大家他们的生活故事、独特经历和知识积累，以此推动有关个人和社区议题的讨论，并使参与者成为社区改变的倡导者。同样，运用这种方法也可以有效地了解参与者的需求，并最终影响政策制定的过程。[2][3]

2022年在武侯区民政局示范项目资金的支持下，成都利川开启了“参与式影像视角下的精神障碍社区康复服务”的探索。在近一年的影像发声探索中，支持和鼓励康复者及家属30余人参与影像发声行动，支持举办“我们如何拥抱生活”线上及线下影像发声展、三行诗展、联合创作“蜕变”影像发声宣传视频；联合社区、艺术团体、其他社会组织、其他区域康复者、社会

---

① 本章作者为敬宇。敬宇，毕业于四川师范大学行政管理本科/西南财经大学天府学院老年服务与管理专科，中级社工师，成都市利川社会工作服务中心双流区主管，从事社会工作7年，从事精神健康社会工作3年。擅长精神障碍社区康复老年社会工作及社会倡导服务。

② WANG C C, BURRIS M A. Photovoice: concept, methodology, and use for participatory needs assessment [J]. Health education & behavior the official publication of the society for public health education, 1997, 24 (3): 369.

③ WANG C C, BURRIS M A, XIANG Y P. Chinese village women as visual anthropologists: a participatory approach to reaching policymakers [J]. Social science and medicine, 1996 (42): 1391-1400.

人士等不同群体进行广泛分享、对话、讨论与反思。

对于精神障碍康复群体，在结束院内治疗及康复阶段后，回到社区继续进行恢复社会参与、提升社会功能的社区康复训练。然而，受本人及家庭病耻感，尤其是外部环境的污名、歧视等影响，精神障碍者往往无法走出家门参加正常的社区生活，他们将自己关在家中，拒绝与外界发生联系，没有社会支持系统，缺少社会参与，社会功能日益退化。消极的刻板印象给他们造成了巨大的无形的压力。人们认为精神障碍者都是疯疯癫癫和有暴力倾向的，不愿意同这个群体打交道，并且在日常生活场景中排斥精神障碍者的参与。这就造成精神障碍者缺乏表达自我的平台，加上人们认为精神障碍者是无法理解和有威胁的，使得很少人有机会真正接触和了解这个群体，更遑论社会给予精神障碍者更多的包容和理解。

综上所述，在社区环境和氛围中，通过影像发声推动社区教育并倡导降低社区污名的行动必不可少。影像发声将服务对象从以往被动接受服务、享受服务的角色转变为行动参与者，提高其参与的积极性，充分发挥其主体性。不受文化水平的限制，利用视觉影像形象、生动、直接、真实等的特点，帮助他们描述出自己的感知和需求，给人们思想和情感的强烈冲击，使影像发声成为唤醒公众表达的介质，通过新闻媒体、利益相关群体以及社会公众的广泛分享、对话、讨论与反思，达到教育公众、提升意识和社会行动的目标。

二、目标

1. 通过影像发声行动的参与，提高精神康复者社会参与的信心；

2. 通过促进精神障碍者与他人的交流互动，获得成功的交际经验，提高其社交能力，扩大其社交网络；

3. 通过影像发声行动，展现精神康复者复元生活，倡导大众了解精神健康，减少对精神疾病的污名和歧视。

三、主要行动

影像发声法最初应用于公共卫生领域，首创者是密歇根大学华裔学者 Caroline C. Wang 以及福特基金会的 Mary Ann Burris。她们于 1992 年在中国云南农村开展“云南女性生殖健康和发展项目”，向乡村女性发放照相机让其拍摄生活照片，并以照片为媒介进行采访，了解云南乡村女性的生活状况。自此这种以照片为工具和媒介的研究方法成为参与式研究的重要方法，被广泛应用于各种领域。

近年来，影像发声疗法被广泛应用于解决多样性的公共卫生和社会公正问题，并发展出不同应用领域的实践阶段、服务程序①和行动策略②。基于相关研究实践的基础和社会工作的通用过程模式，社会工作中的影像发声疗法过程主要包括以下 7 个阶段。

（一）主题定制

1. 设立可供参与者选择与发挥的目标和主题，让参与者在该目标和主题的指导下，发现需要讨论的问题或共性需求，以及解决问题的方法。

2. 主题定制及筛选可以在后续技巧训练前，通过组织参与者进一步熟悉和接触，共同讨论和优化，最终筛选确定主题内容。

（二）招募培训

1. 招募要求：目前处于疾病稳定期至少 6 个月；无药物、酒精滥用 / 依赖问题；治疗依从性较好，能坚持服药；有自知力；无严重躯体疾病；有一定社会功能。

2. 招募方式：社工首先在熟悉的康复者中找到符合条件的参与者，通过电话或面访的形式初步澄清影像发声主题及内容，邀请其参与。同时在公开信息平台和渠道发布招募公告，集合更多有意愿的参与者。

3. 详解与培训：社工就影像发声主题及内容，介绍影像发声目标、意义、任务、过程、时间、风险等情况，参与者有权选择继续参与或者退出，最终确定参与者。

（三）知情同意

知情同意被认为是增能和赋权最关键的要素和程序，无论是在社会工作

① JARLDORN M. Photovoice handbook for social workers：method，practicalities and possibilities for social change [M]. Switzerland：Springer，2018：67-72.

② 朱眉华，吴世友，CHAPMAN M V. 社会工作介入与研究的新方法：影像发声疗法：以 T 村外来务工家庭的母亲形象项目为例 [J]. 华东理工大学学报（社会科学版），2012（4）.

领域，还是在影像发声过程中。此时，社工需要通过正式活动带来的仪式感帮助服务对象获得真正意义上的尊重和肯定，由此产生积极的自我暗示和行为，并明确和重视项目带来的风险与价值。[①]

1. 明确责任和义务，了解参与的意义和风险；

2. 签订影像发声相关产出及人物肖像使用确认同意书，规避风险。

（四）技巧训练

1. 影像发声摄影技术的学习和理解，提升参与者的图像捕捉能力及构图想象力。

2. 社工进行影像解析及叙事表达的示范、启迪及发声练习，提升参与者解构图像的能力，还原影像背后的意义，表达其真实和独特的视角。

3. 道德敏感度。影像为被拍摄者的发声提供了直接证据，但也可能为被拍摄者带来心理或社会层面的伤害和风险。鉴于影像发声的伦理要求，训练的内容也可以包括与摄影过程相关的伦理道德、知情同意、安全隐私以及风险控制等，增强拍摄者的道德敏感度。[②]

（五）影像拍摄

1. 根据目标和主题进行拍摄。在拍摄中社工协助参与者进行拍摄意见征询、环境适应，提高参与者的自我表达能力和人际交往能力。

2. 过程记录。通过小组的形式完成不同目标和主题内容的拍摄及叙事性分享，同步小组过程记录，帮助拍摄者记录下影像拍摄过程中的重要感受和体验。通过口述录音、文字分享等形式，记录参与者的观察结果建构及还原影像背后的意义。同时，也可作为社工的资料分析和成效评估。

3. 日常分享。每次主题拍摄后，社工会发布一些其他发散性主题（例如家人、运动、春日等）的拍摄目标，参与者按照叙事分享要求按时发送到微信群中，以便参与者更好地观察生活，积极地表达自我，了解其生活历程。同时引导参与者发散思维，觉察自己的独特生活经验，激发参与者

---

① 刘斌志，王李源. 影像发声疗法：全媒体时代社会工作赋权实践的新路径［J］. 华东理工大学学报（社会科学版），2019（5）.

② WANG C C，et al.Flint photovoice：community building among youths，adults，and policymakers［J］. American journal of public health，2004，94（6）：911-913.

的兴趣。

（六）焦点讨论

影像的意义超乎实物，并通过分享、解构与重构的过程，在拍摄者和分享者的辩证关系中被深入地挖掘和理解，最终表现出批判性的反思和行动。[①]

1. 筛选影像：参与者通过叙事性分享展示过程中所有拍摄主题并选择最能够反映其自身视角和观点，最符合目标和主题的拍摄作品。

2. 解释影像：社工通过 SHOWED 提问法，即你在照片中看到了什么（What do you See here）、照片中实际发生了什么（What's really Happening）、它与我们的生活有怎样的联系（ How does this relate to Our lives）、为什么存在这些缺陷或优势（Why does this problem or strength Exist）、对此我们能做些什么（What can we Do about it）。具体谈论内容依据前期共同讨论的主题与目标而定，明确参与者对于影像的表达，参与者通过聚焦和阐述图片拍摄的意义及图片背后的故事，深化影像的社会意义。

3. 叙事性分享：参与者通过文字的形式就影像作出解释和说明，社工通过整理和梳理资料，为后期对外影像发声做准备。

（七）集合发声

集合发声行动区别于传统的社会倡导形式，通过疾病亲历者自我发声、自我代言的方式展现精神康复者复元生活，结合摄影展、线下叙事沙龙、线上诗歌征集、线上视频发布等多种形式，通过新闻媒体、利益相关群体以及社会公众的广泛分享、对话、讨论与反思，以达到教育公众、提升意识和社会行动的目标。

1. 集合发声筹备：明确时间、地点、形式，结合线上及线下，联络利益相关群体、新闻媒体共同进行集合发声。

2. 搭建平台：通过集合发声的方式，让社会大众了解精神康复者群体，有机会通过面对面的形式对话和交流，达到教育公众、提升意识的行动目标。

3. 政策影响：通过相同群体的共性需求表达和对相关议题的集合发声，

---

① RADLEY A, TAYLOR D. Remembering one's stay in hospital: a study in photography, recovery and forgetting [J]. Health, 2003, 7 (2): 129–159.

逐步影响和加深政策制定者和服务提供者对相关议题的反思。

四、注意事项

（一）主题定制

1. 目标和主题的定制是决定最后发声目标的重要前提，其内容应该进行广泛讨论和信息分享，共同决定。

2. 主题定制的内容应该明确发声的对象和目标，体现群体的共性特质和需求。

3. 逐步从展现个人和群体到实现公共利益诉求与政策引导，以此吸引更大范围的社会参与。

（二）招募培训

招募过程中招募要求可根据主题的定制扩大，不局限于精神障碍社区康复者本身，可扩展为康复者家庭、社区相关方以及其他对精神障碍社区康复议题关注的社会人士。

（三）知情同意

1. 知情同意协定的签署，要保证影像发声参与者了解到每条细则，询问关于告知和同意书的任何问题，帮助其更好地理解和认同影像发声，同时避免后续因隐私问题出现纠纷。

2. 知情同意的协定不仅局限于图像和视频的引用与使用过程，更应涉及在影像发声过程中关于叙事性分享和隐私披露过程的保护及保密。

（四）技巧训练

技巧训练不仅是影像拍摄手法和技能的培训训练，更多是通过社工的引导，叙事陈述、示范，营造安全、包容和成长的空间，帮助参与者建立通过影像发声过程诠释权利和话语权利的传播、分享，从而达到增能和赋权。

（五）影像拍摄

尊重参与者的主体性，发挥其自主能动性和创造力，拍摄其独特视角的影像，协助其聚焦于相应的主题，并通过叙事性分享、小组讨论等形式来促进主题的持续。

（六）焦点讨论

社工要在聚焦提问和陈述总结基础上，营造安全、信任、包容的分享讨论环境，促进参与者进行深入的探讨交流、反思及产生情感共鸣。

（七）集合发声

集合发声要充分考虑到参与者所在社区、居住地点以及涉及社区康复的地点，从他们日常生活接触的场所去开始倡导和发声，营造包容的社区环境。

集合发声的传播不能仅局限于线下，更可以依托相关方共同进行线上多渠道传播。

五、伦理考量

1. 最小伤害：影像发声过程中，避免不了记录自己或者他人的影像和生活，涉及隐私的空间和内容，拍摄需要进行澄清。影像发声的方法应该尽力减小参与者的奉献而最大化他们的利益。[①]

2. 坚持自决原则：参与者的自我选择和自我决定的权利，是其提高个人信心和能力的关键，在影像发声的过程中社工要避免为参与者作决定。

3. 保密与知情同意：影像发声的过程中，涉及叙事分享的过程需要营造包容友好的环境，同时确保所有参与者保密，涉及对外发声的内容需要签订知情同意书。

六、专业反思

1. 注重专业和客观评估方法，影像发声过程中对于参与者个人能力、个人信心和社交网络的搭建，缺乏客观衡量结果的定量方法。

① WANG C C，REDWOOD-JONES Y .Photovoice ethics：perspectives from flint photovoice［J］. Health education & behavior，2001，29（5）：560-572.

2. 在影像发声的目标和主题定制上，要逐步从个人层面扩展到群体层面。在个人层面努力来促进改变是不够的。因此，每个社会工作者必须从政策和社会体制层面采取倡导与社会变革的策略行动。[①]

① 罗伯特·斯奈德，洛丽·莱特斯. 社会工作倡导：一个新的行动框架［M］.韩晓燕，柴定红，魏伟，等译. 上海：格致出版社，上海人民出版社，2011.

第八章　反污名沙龙[①]

行动表：反污名沙龙的准备与实施

一、理念

《柳叶刀》于 2022 年世界精神卫生日发表了《结束精神健康问题污名化和歧视重大报告》。报告指出，存在精神健康问题经历的群体和不存在精神健康问题经历的群体之间的各种形式的社会接触（面对面或远程）是减少污名化和歧视的最有效的循证方式。此外，报告强调，需要大力支持存在精神健康问题的个体，使其牵头或共同牵头采取干预措施，利用社会接触减少污名化和歧视。

世界卫生组织的相关调查报告显示，在适当地适应不同环境和文化的情况下，存在精神健康问题的个体与不存在此类问题的个体分享生活经历的社会接触形式，成功地减少了污名化。我们要结束污名化和歧视，就必须帮助存在精神健康问题的个体与不存在此类问题的群体进行更有组织的社会接触，可以采取面对面讨论、视频通话，或者通过戏剧或电影等方式。当世界各地的反污名化干预措施直接让有患病经历的个体参与其中的各个方面时，这些措施是最有效的。各个行动方必须把亲历者的心声放在核心位置，具有相关疾病经历的个体在全球倡导工作中的作用是前进的方向，亲历者本身就是这方面的专家。他们的经历是独一无二的，通过他们的个人经历和应对污名化等具有挑战性问题的方法，鼓励其投入和参与反污名化运动。因此，所有利益相关者都应将存在精神健康问题的个体视为此类项目的不可分割的组成部

① 本章作者为代琼瑶。

分，他们的加入是毋庸置疑的。必须指出的是，我们应该从一种“我们需要帮助他们”的态度转变为一种接纳和融入的态度。①

根据世界卫生组织2022年《世界精神卫生报告》，在世界学会适应COVID-19的深远影响并从中吸取教训之际，我们必须对它最显著的一个方面进行反思，那就是它对人们的精神健康造成的巨大伤害。在大流行的第一年，抑郁症和焦虑症等常见疾病的发病率增长了25%，使精神疾病患者增加了近10亿人。与此同时，我们也必须认识到卫生系统在试图满足新增以及原有精神疾病患者的需求方面的脆弱性。精神健康对任何地方的任何人都至关重要。在世界各地，对精神卫生的需求都很高，但应对措施不足，也不充分。②

每年的10月10日是世界精神卫生日，这是提高人们对精神卫生问题的认识和动员各方努力支持精神卫生的一个机会。世界精神卫生日为政府领导人、民间社会组织和其他人提供了一个机会，让他们可以讨论他们为支持这一目标已经采取的以及打算采取的步骤，让人人享有精神卫生保健成为现实。基于以上背景，成都利川于2022年世界精神卫生日之际，发起持续一个月的精神健康社会倡导活动，支持康复者自我发声倡导，呈现真实的复元日常生活，也让更多人了解精神康复者生命样貌，减少社会污名与歧视。本次生命故事沙龙是精神健康社会倡导系列活动之一。

二、目标

1. 亲历者参与去污名行动，提升自我价值感，发展积极生命故事；
2. 多元人群开放倾听对话，理解亲历者故事，激发关注关心动力；
3. 活动传播扩大沙龙影响，促精神健康倡导，减少社会污名歧视。

---

① 柳叶刀. 污名化和歧视比疾病本身更可怕!柳叶刀呼吁：结束对精神健康相关问题的污名化和歧视［EB/OL］.（2022-10-10）［2023-02-23］. https://news.qq.com/rain/a/20221010A01O0000..

② 世界卫生组织. 世界精神卫生报告：向所有人享有精神卫生服务转型概述［EB/OL］. https://www.mofile.net/item/34bdc11c6ef84158bfdb76d42efd4218.html.

三、主要行动

（一）动员相关者参与现场对话

1. 支持亲历者掌握去污名行动的意义

在日常活动中，社工会向亲历者传递去污名行动的重要性，比如在对话沙龙开展前的两三年中，成都利川一直在坚持开展"复元之路"系列活动（包括社区精神健康运动、复元进高校宣讲等内容）进行精神健康社会倡导，亲历者们对于污名与去污名这件事有了初步的认识。对话沙龙的开展，会定向邀请前期在"复元之路"系列活动中有参与经验的亲历者来作为生命故事沙龙的开场分享嘉宾。对于受邀的亲历者，社工会再安排个别化的沟通，向其介绍对话沙龙开展的背景、意义、行动目的，以支持亲历者理解并内化对去污名行动的认识，激发其自身对于去污名行动的责任感和动力，而这种责任感和动力对于亲历者自身的生命成长也是一种生活意义的重建及丰富，推动了亲历者的个人成长。

2. 支持亲历者梳理自己的生命故事

亲历者理解去污名行动的意义之后，社工要支持其应对的挑战之一就是如何讲述自己的生命故事。对于精神疾病患者生命故事的理解，在主流叙事中往往以猎奇、暴力、悲惨等充满刻板印象或悲情故事的形式出现，久而久之，许多亲历者对自我生命故事的叙事也会被这种主流叙事影响，变得充满负面的叙述及自我评价，如何支持他们将这种负面的、无力的故事叙述转化成充满希望的、具有行动力量的叙事，是在这一环节社工要去处理的问题。

在这个环节，社工主要运用的是社会工作叙事治疗技术及生命故事手法，支持亲历者将自己的生命故事转化成一个具有正面意义的故事。但要注意的是，社工要做的不是强行将一个有痛苦经历的故事转变成一种表面积极的所谓"励志鸡汤"，而是通过问题外化、寻找独特经验等方式，支持亲历者拉开与痛苦、黑暗经历的距离，并找到是什么支撑自己从曾经那种绝望的时刻走过来的。在这里我们可以看到，每位亲历者都会有自己独特的资源与力量，可能是不离不弃的家人，可能是自己相对大大咧咧的性格特质，也可能是和朋友吃的每一顿美食，每个人的故事都是独特的。社工并不对故事本身进行加工，因为故事的所有权始终在亲历者手中，亲历者有权选择哪些情节可以进入自己的生命故事，也可以选择在不同的场合讲述不同的版本，重要的是亲历者在讲述的过程中，再次确认自己是一个有力量的人，并越来越清晰地看到行动的空间。

另外，社工也会支持亲历者采取自己觉得可以胜任的方式进行故事讲述，比如在2022年的一次对话沙龙中，一位亲历者采取了以视频为主的分享方式，她本人在现场只需要做少量补充；另一位亲历者采取的主要是个人讲述，提前将生命故事整理成文字，现场可以借助自己撰写的发言稿顺利讲述。

3. 支持亲历者建立表达的安全感与信心

在支持亲历者表达方面，还有一个很重要的任务就是营造安全、尊重的对话氛围，建立起亲历者讲述生命故事的信心与安全感。社工要支持亲历者认识自己声音的重要性，让他们意识到自己作为亲历者发出声音本身就已经是一种社会倡导行动，让其对自己的这一行动抱有较为正面积极的感知，这是信心的基础之一。另外，当亲历者对环境信息有更多掌握的时候，也有助于信心的建立。社工在对话沙龙开展前，会将本次沙龙的活动目的、时间地点安排、参与者人数及身份、活动流程安排等信息详细告知讲述生命故事的亲历者。通过这一行动，亲历者得以提前了解“我参与这场活动的目的是什么，大概会有哪些人来到现场，哪些人我认识，哪些人我不认识，如果发生意外的情况我如何应对”，亲历者可以借此建立起对环境的掌控感，而掌控感是安全感的重要来源。

（二）组织多元人群现场对话

1. 找出现场对话的人

生命故事沙龙的邀请对象包括但不限于精神困扰/疾病亲历者、照顾者、精神健康社工、社区书记、精神科医生、心理咨询工作者、高校相关专业教师、艺术工作者、学生等各种身份的、对精神健康话题感兴趣有思考的人。但在实际操作中，社工可根据实际情况去邀请，优先邀请已有关系基础的参与者，一方面有助于安全、轻松氛围的营造，另一方面有助于社工在现场的有效引导。

2. 社工发起与推进对话

（1）社工需要梳理出本场活动的对话逻辑及讨论框架，并向沙龙参与者清楚阐述每一轮表达的主题，尽量引导对话围绕核心话题展开。

（2）社工可以灵活运用各种形式的工具来帮助参与者将思考聚焦在主题上，比如在对话环境中摆放去污名相关物料、设计制作互动卡片、安排社会倡导视频播放、运用幻灯片提示主题等方式，营造一个有利的对话环境。

（3）社工需要全身心地投入对话沙龙场景，与每一位表达者建立起情感联结，进入其表达脉络的同时，通过回应、引导将其表达与对话沙龙主题、其他参与者的表达或经历联结起来，激发更多联结性的讨论。

（4）社工需要有意识地从每位参与者的表达中识别出可行动的点，并引导不同参与者分享相关经验与建议，促进对话向行动层面转变。

（三）提升社会倡导影响力

1. 提升社会倡导效果

通过对话沙龙活动，不同身份的参与者围绕精神健康议题讲述自己的生命故事、表达对去污名行动的观点。参与者看到，原来每个人都会受到疾病、情绪的困扰，有很多焦虑的时刻。当愿意接纳现实的状态并尝试去调整和行动的时候，我们的状态会越来越好，我们身边的家庭和环境也会越来越好。在这个过程中，对话沙龙中的每一位参与者对精神健康议题的理解更加深入，并有机会在各自的生活场景中有意识地转变为精神健康社会倡导行动者，带动身边更多的人转变，推动更多元场景中的精神健康去污名行动。

2. 跟进宣传

对话沙龙结束后，社工主要通过媒体平台的运用对沙龙过程及其意义进行传播，以影响更多社会大众。

四、注意事项

1. 社会倡导类的服务，在社会工作专业之外，还要重视视觉感官设计，通过视觉化、可感知的内容调动感官，调动人的好奇心，吸引更多人关注，以达到更广的社会倡导效果。

社工要注意氛围引导，将现场参与者的表达引到一个有力量、有希望、有行动可能性的方向。

2. 对于对话现场参与者意见的分歧，社工不应糊弄带过，而应该将其视作一次倡导机会，引导参与者看到不同观点产生的背景条件，理解不同观点如何生长，并引导示范多元观点交流碰撞而不造成污名伤害的方式，促进参与者对去污名及对话的认识。

3. 多元人群对话活动，主带社工一定要保持投入与联结，将自身作为桥梁去联结不同身份的人。

4. 对话沙龙结束，精神健康社会倡导却远没有结束，应通过传播最大化对话沙龙的影响。

5. 社工需要思考如何评估对话沙龙目标实现情况。

五、伦理考量

1. 尊重亲历者的主体性表达，尊重亲历者个人的故事。

2. 不同身份的参与者分享生命故事后，社工应作隐私保护设置，避免造成二次伤害。

六、专业反思

1. 社会倡导中对新媒体、多元化宣传介质的运用需要有更多创新，以吸引更多元人群的有效参与。

2. 社会倡导服务应该思考如何“破圈”。“破圈”的形式很重要，好看、有趣的形式可以有效带动更多圈子外的人参与对话；“破圈”后传递的内容质量也很重要，当不同的人来到活动现场，真正推动实现多元群体对话的一定是有质量的、能引起同理心和共鸣的、击中人心的，有这样的基础才能生发出后续的行动。

3. 有时候最重要的可能不是某种技术运用得多么娴熟，而是真真切切进入人的生命，建立人与人之间的联结，正是这种联结让人重拾面对自己生活问题的勇气与力量。

附录 1：对话沙龙计划书

精神健康社会倡导活动——复元生命故事沙龙

一、背景

世界卫生组织（WHO）在《阿拉木图宣言》中重申：健康不仅是没有疾病或虚弱，它还包括身体的、心理的及社会的良好状态，即身体健康、心理健康和社会适应良好。可见，健康的三个方面中有两个涉及精神健康的内容，目前精神卫生问题已成为全球性的公共卫生问题。世界卫生组织的专家认为，社会环境的综合作用导致人类已经进入“精神疾病”时代，并预言：到21世纪中期，没有任何一种灾难像心理危机那样给人们带来持续而深刻的痛苦。根据世界卫生组织的调查统计，全球造成功能残缺最大的前十位疾病中有5个属于精神疾病，全球逾10亿人存在精神健康问题，包括慢性精神疾病造成的创伤、大量痛苦体验等。2010年，中国疾病预防控制中心公布的数据显示，我国各类精神疾病患者达到了1亿人，重性精神病患的人数已超过1600万，占总人口的1.23%，患病率已达13.47%。精神疾病的发病率已达14.05%，其中有780多万人罹患精神分裂症。最新数据显示，全国严重精神障碍者超1600万人，成都市多达7.2万人。

当前我国精神卫生工作面临巨大的挑战，精神疾病在我国疾病总负担中排名居首位，约占疾病总负担的20%，超过了心脑血管、呼吸系统及恶性肿瘤等疾患。20世纪50年代末我国就开始在湖南、上海、天津、南京、杭州和成都等省市的城乡地区进行了精神疾病调查。全国第三次精神卫生工作会议统计，各种精神疾病的患病率已上升至13.47%。2018年2月，中华医学会精神医学分会第十六次全国精神医学学术大会在沈阳举行。北京大学第六医院陆林院士围绕我国精神卫生事业发展的现状与展望发表了演讲，他说，精神疾病所造成的负担很重，其影响在我国占到13%，在全球范围内仅次于心血管疾病和癌症排在第三位。精神疾病给青少年和成年人带来的负担尤其显著，他们是社会建设的生力军。总之，精神疾病对患者本人及整个社会的影响都很大，精神疾病已经成为我国一个严峻的社会问题，精神疾病患者能否得到及时有效的治疗和康复，不仅直接影响到患者个人和家庭的生活质量，而且影响到经济发展和社会稳定。因此，开展精神疾病的康复服务研究，推进精神健康领域的社会工作已刻不容缓。

根据世界卫生组织2022年《世界精神卫生报告》，在世界学会适应COVID-19的深远影响并从中吸取教训之际，我们大家必须对它最显著的一个方面进行反思，那就是它对人们的精神健康造成的巨大伤害。在大流行的第一年，抑郁症和焦虑症等常见疾病的发病率增长了25%，使精神疾病患者增加了近10亿人。与此同时，我们也必须认识到卫生系统在试图满足新增以及原有精神疾病患者的需求方面的脆弱性。成都利川自2016年起在成都市武侯区、成华区、金牛区、龙泉驿区、双流区等地开展精神障碍社区康复社会工作服务，累计为超过400个家庭提供社会工作专业服务。

精神健康对任何地方的任何人都至关重要。在世界各地，对精神卫生的需求都很高，但应对措施不足，也不充分。每年的10月10日是世界精神卫生日，这是提高人们对精神卫生问题的认识和动员各方努力支持精神卫生的一个机会。世界精神卫生日为政府领导人、民间社会组织和其他人提供了一个机会，让他们可以讨论他们为支持这一目标已经采取的以及打算采取的步骤，从而让人人享有精神卫生保健成为现实。基于以上背景，成都利川于2022年世界精神卫生日之际，发起持续一个月的精神健康社会倡导活动，支持康复者自我发声倡导，呈现真实的复元日常生活，也让更多人了解精神康复者生命样貌，减少社会污名与歧视。

二、活动目的

1. 亲历者参与去污名行动，提升自我价值感，发展积极生命故事；
2. 多元人群开放倾听对话，理解亲历者故事，激发关注关心动力；
3. 活动传播扩大沙龙影响，促精神健康倡导，减少社会污名歧视。

三、任务分工表

分工内容	完成时间	主责社工
策划书撰写	2022-10-19	代琼瑶
督导	2022-10-20	陈会全、李超、代琼瑶
策划书修改定稿	2022-10-24	代琼瑶
联系确认活动场地	2022-10-10	敬宇
活动预告微信推文撰写	2022-10-24	展－敬宇；沙龙－代琼瑶
邀请故事讲述者	2022-10-25	代琼瑶
与故事讲述者前期一对一沟通排练	2022-10-25	代琼瑶
邀请参与相关方	2022-10-25	李超、代琼瑶
现场后勤安全保障（物料、茶水、电子设备）	2022-10-27	魏晓易
现场摄影拍照	2022-10-27	魏晓易
现场主持人	2022-10-27	李超、代琼瑶
录音及文字整理	2022-10-28	代琼瑶
活动推文撰写	2022-10-28	代琼瑶
活动报告书撰写	2022-10-28	代琼瑶

四、活动方案

事项	目的	内容	负责人
前期工作			
三行诗征集(9月26日—10月15日)	促进更多社会大众思考精神健康话题	撰写、发布、推广精神健康三行诗网络征集文案,邀请不同身份、不同年龄阶段的人参与	代琼瑶
邀请沙龙对话者(10月25日)	丰富多元对话	邀请对象包括但不限于精神困扰 / 疾病亲历者、照顾者、精神健康社工、社区书记、精神科医生、心理咨询工作者、高校相关专业教师、艺术工作者、学生等各种身份的、对精神健康话题感兴趣、有思考的人	李超、代琼瑶
亲历者表达沟通排练	提前准备,安全设置	与定向邀请的两位康复者进行会谈,梳理排练复元故事,提前沟通安全保护设置	代琼瑶
对话现场布展-线下影展(10月26日)	营造安全的精神健康对话空间	参照附件影展示意图	敬宇
线下展开放(10月27日—29日)	促进大众了解认识	向社区居民开放展览,可邀请亲历者与社工在现场值班讲解; 邀请参观者创作拼贴诗留在现场,继续丰富展览内容 备注:活动选址需要考虑人流量	敬宇
10月27日下午对话沙龙现场流程			
签到接待(13:30—14:00)30分钟	签到、前测	1. 社工布置场地(座位、茶水、横幅、电视,播放视频、候场音乐等) 2. 签到领取定制邀请卡、填写卡片上小互动: (1)你与精神健康相关的3个关键词:______ (2)你对精神健康这件事有多关注,1~10分请为自己打分:______ (3)用一句话倡导关注精神健康,你会说:______ 3. 先到者可自由参观,参与影展互动打卡 4. 社工与发言康复者沟通确认活动流程安排,打消相关顾虑	代琼瑶 物资:桌椅、茶水、横幅、电视、签到表、纸笔、定制邀请卡
集体观展(14:00—14:15)15分钟	参与者进入对话场景	影像发声小组引导观展 1. 开场介绍本次活动背景、目的:10月精神健康社会倡导行动的一部分,为减少对精神健康问题的污名与社会歧视,本系列活动支持亲历者述说生命故事,让更多亲历者独一无二的生命经历得到表达、理解,因为亲历者本身就是这方面的专家,我们希望从“我们需要帮助他们”的态度转变为一种接纳和融入的态度 2. 邀请敬宇介绍影展项目背景 3. 邀请影像发声小组成员担任引导员,带领参与者了解本次影展背后的故事(观展路线由门口到交流区)	代琼瑶、敬宇、谢筱

续表

事项	目的	内容	负责人
暖场互动 （14:15—14:25） 10 分钟	参与者相互熟悉，建立安全感、掌控感	暖场互动 1. 邀请参与者落座，工作人员自我介绍并简单说明本次活动流程（影展、视频、生命故事表达心声—交流讨论—签署倡议—合影留念） 2. 引导分享邀请卡片内容，自我介绍相互认识	代琼瑶
视频观看与复元故事分享 （14:25—14:55） 30 分钟	1. 参与者通过影像、故事了解精神疾病亲历者的日常； 2. 亲历者讲述复元故事，重塑积极生命故事	视频观看、复元故事分享 1. 共同观看世界精神卫生日宣传倡导视频《蜕变》 2. 邀请《蜕变》主人公亲历者小 Z 讲述复元故事 3. 邀请亲历者小 H 讲述复元故事 复元故事框架：生病经历（10%），起伏中成长（10%），康复历程（60%），总结复元历程中的保护因素、自己的心声 / 呼吁（20%） 邀请参与者分享交流感受，并可与讲述者提问互动 刚开始没人说话，社工先分享，再引导、邀请陈老师	代琼瑶
讨论沙龙 （14:55—15:30） 35 分钟	引导发现复元历程中的积极支持因素、行动空间	讨论沙龙 主持人引导讨论并将讨论呈现在大白纸上 1. 从两位亲历者的复元故事中听到了哪些支持性因素 2. 这些支持性因素来自哪里（内在、家庭、外界），是怎么发挥作用的 3. 我们回到自己的生活、工作中可以为去污名行动做些什么 结构式提问；有针对性邀请；太过发散和开放容易让大家难以进入脉络	代琼瑶
后测、制定签署倡议书 （15:30—16:00） 30 分钟	促进多元群体对精神卫生现状的关注，推动多元领域的行动	倡议书签署 1. 播放《柳叶刀》报告中结束与精神健康问题有关污名化和歧视的行动呼吁图片 2. 请现场参与者思考最开始 3 个问题的答案 3. 分享答案，并共同讨论精神健康联合倡议书内容，将大家的分享写在海报上 4. 社工跟大家确认倡议内容，邀请现场参与者共同签署倡议书 5. 在轮流签署倡议书的过程中，邀请大家分享这次活动参与感受，社工结束语、合影留念	代琼瑶

附录 2:对话沙龙回顾

复元生命故事沙龙 | 我们在社区咖啡馆里聊反污名

2022 年 10 月 27 日下午，路过巷子里咖啡馆的居民们都会好奇地驻足，听听玻璃房里这群人在聊什么。

在 Y 街道这家开放咖啡馆进行的，是一场复元生命故事沙龙。

本次活动由成都市民政局、成都市慈善总会资助的 2021 年成都市社会组织发展专项基金：HEY 亲历者互助项目支持举办。

我们与来自成都各个地方的精神疾病亲历者、家属、社区志愿者、社区精防医生、高校社工老师、社会参与者等不同身份的人，一起分享彼此的生命故事，从自身经历出发共同探讨在复元生命历程中、在消除精神疾病社会污名行动中，我们可以做些什么。

活动伊始，大家有些拘谨，通过邀请卡背面设置的 3 个问题，第一次见面的参与者尝试着分享自己的观点，在开放、坦诚的对话交流中逐渐敞开心扉，也进一步明确了今天相聚复元生命故事沙龙的目的：倾听亲历者的声音，和亲历者站在一起，共同关注、共同行动，致力于从身边做起，减少对精神健康问题的污名与歧视。

X 哥是精神健康影像发声小组成员，同时也是一名双相情感障碍亲历者，他带领大家参观了近期在一介 · 巷子里开放的“我们如何拥抱生活”精神健康影像展，向大家介绍影展策划背景、各板块内容及现场互动装置。

Z 姐是微电影《蜕变》的主人公，已参与社区康复活动 3 年的她通过视频、现场讲述向大家分享自己在生病初期受药物副作用影响体重增加的困扰，以及自己一步步调整心态，并在家人、朋友、社工、社区支持下逐渐找到平衡之道的复元历程。

H 姐为这次沙龙准备了满满三大页纸的发言稿，现场给大家讲述自己从 2008 年起与双相情感障碍做斗争的经历，遭遇的困难包括病情的反复波动、与父亲的疏离、因精神疾病标签而受到过的不公正对待，而 H 姐也从这些年的应对行动中总结了 7 个小 TIPS：

1. 你得认识到自己生病了，你得承认你的病情，好好服药。

2. 多与家人聊天，不一定非得是说你的病什么的，可以是家长里短。让家人也安心知道你开朗了。

3. 多接触外界，没事不要闷在家里，可以跟自己的家人或者朋友抑或是病友逛逛公园或者商场，呼吸一下自由的空气，了解新奇的事物。

4. 多参与社区康复活动，与更多相似的精神疾病朋友一起共同成长，健康起来！

5. 尽量培养一下自己的个人爱好，可以画画、唱歌，当然也可以做个美食家！

6. 如果可以，你觉得自己能够胜任工作了，最好是找份兼职做做，哪怕是两三天！工作的体验也会让你有很强的成就感！

7. 最后是抱着一颗感恩的心善待一切，这样你会一直健康幸福且快乐下去！

由这3位亲历者的分享开始，现场的参与者也从自身经历出发，一起探讨亲历者的复元历程中的支持性因素有哪些、去污名行动中我们可以如何行动。

在个人层面，亲历者首先要接纳、认识自己的健康状况，并坚持服药保持良好的身体、情绪、精神状态。一位亲历者叔叔提到“面对和接受现实需要勇气，但也只有这样才能迈出下一步”；在此基础上，要保持学习和做事的能力，可以发展一些日常兴趣爱好，学习一个有助于生活的小技能（如智能手机的使用），状态更好些的时候，还可以尝试去做义工、做兼职、找一份稳定的工作，最重要的是多做能让自己感到有价值的事情。更进一步地，亲历者还可以向社会讲述自己的故事、参与社会倡导行动。现场一位亲历者姐姐表示：“让我们自身的行动去影响周围的人，让他们意识到我们是健康的，从而意识到我们这群人也可以融入普通人群体当中来，一起平平凡凡、很好地生活，我觉得这才是关键点，这才是让他们对我们的污名更正过来、让大家一起朝着更好的目标前行的最好的途径。”

家庭也是非常重要的支持因素。M阿姨向大家分享了自己二十多年来总结出的照护经验：家属首先要接受我们的家人确实生病了，根据他的实际处境调整符合他当前状况的期望；其次要支持家人安排好日常生活、发展兴趣爱好、逐步建立自信心；同时，病情波动是正常现象，在家人觉得不太好的时候，家属要始终站在他的身边，理解他的感受，“哪怕是无言的陪伴也好，让他知道就算他痛苦万分的时候也有一个叫家人的人在陪着他受煎熬”。

参与本次沙龙的3位社区志愿者也分享了从社区居民角度看到的亲历者群体："参观影展看到的照片，包括现在和亲历者坐在一起交流，我不觉得我们有什么不同的地方，社会给了这个群体太多异样的眼光，其实接触后发现并不是想象的那样，希望更多的人在生活中可以多些关怀、包容，支持亲历者有更多社会参与的机会。"

本次活动最年轻的一个社会参与者认为，从一个普通的社会大众角度来看，如果身边没有精神疾病亲历者的话，其实是不会主动去了解相关知识的，所以亲历者走进社会、被更多人看到、听到、理解、接纳，对于去污名是非常重要的，在外界的人没有主动了解动力的情况下，亲历者和社工先走一步做一些宣传引导是很有意义的。

来自金牛区驷马桥社区卫生中心的周医生表示，今天现场倾听几位亲历者的生命故事分享后很受触动，看到亲历者在多方支持下康复状况越来越好感到很高兴，周医生也补充了她作为社区精防医生看到的一个现象，即社区中还有很多亲历者因为各种因素暂时无法走出家门。这部分亲历者非常需要社区、社会关怀，也很需要康复状态较好的亲历者的经验分享和鼓励。

成都信息工程大学社会工作硕士教育中心主任陈会全老师全程参与了本次沙龙，为大家提供了来自高校社工老师的视角，并在对疾病的重新认识、去污名行动目标、精神健康社工学生培养等方面作了相关分享与回应。

在讨论的最后，大家分享了自己对于精神健康社会倡导的寄语，并共同签署精神健康行动倡议书，本次沙龙圆满结束。通过本次活动，我们听到不同身份的参与者表达的生命故事，我们看到原来每个人都会受到疾病、情绪的困扰、有很多焦虑的时刻，但当我们愿意接纳现实的状态并尝试去调整和行动的时候，我们自己会越来越好，我们身边的家庭和环境也会越来越好。最后我们希望更多的人能够关注精神健康、倾听支持亲历者、加入反污名行动，因为"污名化和歧视比疾病本身更可怕"。

所有人都有责任在个人的工作和生活中采取行动，以改善我们自己、亲人、朋友和同事的精神健康。结束精神健康相关问题的污名化是我们必须追求的目标。

第九章　专业督导[①]

第一节　概　述

社会工作督导是社会工作实务服务表达专业品质、安全有效且更具创造性的基础。

社会工作是复杂而充满挑战的，特别是精神障碍社区康复社会工作更是跨专业、跨系统的服务工作，每天都在处理和应对各种不确定的情况与风险，常常面对的更多是拥有“炼狱般”人生故事的主人翁。在社会工作发展初期，仅仅经过通识教育的社会工作专业的人员，甚至在行业发展之初，各种未经专业训练的人员进入这个行业领域，极强的反差，带来的更多是服务对象利益最大化的不能满足以及工作人员的情绪受挫、职业倦怠感极强、离职率高发等。

良好的社会工作需要社会工作者具备发展和维持关系的能力，沟通协调的能力，管理情绪的能力，面对复杂且矛盾的信息迅速评估、判断、决策及执行的能力，有批判性反思的能力，持续获得相关知识和技能的学习能力，需要不断积累在地知识和即时经验，总结本土化知识的能力，需要创造性地开展个性化服务的能力，等等。在较少有系统的在职训练的社会工作服务早期，督导的陪伴支持显得格外有意义。

社会工作是服务于人的工作，精神障碍者及家庭面临问题的复杂性、多样性、多元化，表达出来的深度和广度都不同。特别是在社会文化的背景下，各种性质的歧视都在不同程度发生，挤压着这个群体的生存空间。社会工作者一般作为局外人很难同理，较少的专业训练也很难表达专业实践。在这样

① 本章作者为方江琴。方江琴，加州整合大学（California Institute of Integral Studies）应用心理学硕士，中级社工师，成都市利川社会工作服务中心原社工督导，从事精神障碍社区康复服务9年，擅长相关个案、小组等直接服务，参与项目督导、培训以及教学、评估等综合服务。

的服务迫切需要社会工作专业服务的介入以及专业队伍缺乏、专业能力不足的情况下，更需要督导发挥积极的作用。

督导的作用不仅要鼓励、支持、陪伴社会工作者，协助社会工作者专业能力的提升，更重要的是协助体现服务对象利益的最大化，确保服务的成效。

在督导的引导下，促进社会工作者从不同的角度去看问题，以生活为本，展现服务对象的复元力，从服务对象面对生活的韧性的角度去看到服务对象面对苦难生活时发展出来的应对生活的技能技巧的被看见、被强化，展示更加有自信的生活，积极正向面对生活，传递出积极有效能感的生活态度。

2016 年 7 月，成都利川在精神障碍社区康复项目设立督导，建立了跨专业、跨系统的督导整合模式，有高校老师、社会工作实务资深社工、社区负责人、精神疾病方面的专家等不同专业的督导，协同指导社会工作实务的进行，伴随着项目深入、服务领域扩大以及行业发展。

社会工作督导的终极目标是为案主利益的最大化提供有效的服务。而提升社会工作者的专业服务能力，确保行业服务人员的稳定性是服务得到保障的基础。根据 4 年的工作实践，成都利川将督导分为督导团队搭建和服务督导两个行动表。

第二节　行动表：督导整合模式的建立

一、理念

美国社会工作学者凯乐·吉尔曼和艾利克斯在 1976 年正式提出了“生活模式”的理论逻辑框架。特点是既关注个人的改变，又关注环境的改善，适合于社会困境群体的服务，特别适合精神健康领域这种综合性强、影响因素多且干预时间比较长的专业服务。在综合性的生活服务模式里，强调了服务的社会性，把传统的直接服务与针对社区、社会组织、社会政策等的间接服务联系起来，以容纳不同复杂类型的服务对象，增强对社会结构层面因素的回应能力。增加对不同生活场景、不同服务阶段、不同服务需求的工作适应能力。提倡采用压力应对模式，不过分关注服务对象的不足和问题，把问题看作某种容易产生压力的处境，关注服务对象在这种处境中的压力应对方式和能力，把服务对象放回到日常生活场景中，把服务对象的成长扎根于个人的生活场景中，关注服务对象自身拥有的独特的历史、社会和个人的生活场景以及在此基础上所赋予的意义解释与所作的生活选择。

面对复杂的人群、综合性的问题，人与环境互动的生态理论中，互动的层次、互动的能力都不再是简单的个案、小组、社区工作方法可以包容的，它需要社会工作者有社会工作、社会学、心理学、教育学、人类学、精神医学等不同专业知识的获取及融合，需要社区、公安、残联、医院、卫健等多个部门协同才能推动精神障碍者潜藏在体制下、浮现在公众面前的问题有解决的可能。

社会工作者需要有生态系统理论的视角，也需要有将服务对象还原到他自身的生活场景中去看他应对压力和困难的能力。这就需要在目前条块分割，部门之间、专业之间壁垒还没有打破的情况下，不同部门、不同专业的通力合作。在以社会工作者服务精神障碍社区康复的工作模式下，各种专业力量以及行政支持成为必需。

整合的督导模式就是回应行业发展的这个阶段，回应复杂的综合的社会问题及特殊人群。

社会工作督导作为社会工作者的核心指导，发挥带领、联结、整合的作用。

二、目标

1. 组建跨专业、跨部门、跨系统的督导团队；
2. 多领域督导协作解决复杂服务问题；
3. 确保多元背景下的服务质量及成效。

三、主要行动

（一）督导团队整合模式设计

1. 确定督导服务内容：机构根据项目、服务对象、落地社区的需求以及社工在服务过程中涉及的能力需求的不同方面，确定需要督导的内容。例如，了解区级、街道级、社区级不同层面需要的行政协调的内容，了解落地社区残疾专干的工作职责，社区卫生中心精防医生、家庭医生的职责与精神障碍者在社区所能体现的管理、指导以及服务等工作的职责，了解服务对象即精神障碍康复者、精神障碍康复者的照护者、精神障碍者家庭的实际情况与需求，从项目设计方面了解到项目逻辑呈现出来的特定服务要求等，特别是因为疾病涉及的医院资源链接，特殊门诊办理、残疾证办理、相关政策资源运用以及特殊情况发生后的派出所等部门的协调等，在直系亲属的监护人缺失情况下涉及的社区监护以及后期养护等涉及的集中供养的系统的对接等，在精神障碍者社区康复过程中体现出来的生理、心理、精神、社会关系、社区自然生活场景融入等各种功能恢复和增强过程中专业技术的介入等，执行项目的社会工作者在面对这种服务的复杂性方面需要得到不同类型的督导支持。

2. 寻找各类专业人才：精神障碍社区康复研究专业的高校教师、社会工作行业从事多年实务的社工督导、精神科专家、落地社区的负责人、行业协会的专业督导、社区精防医生、社区残疾专干、心理咨询师、康复师、律师等。结合服务的实际需要进行资源整合，建立专业指导的人才智库。

3. 明确督导团队功能：在搭建了项目需要的督导团队后，要明确不同督导的职责、功能、定位。高校教师侧重在专业引领、服务整体方向的把握、专业研究成果的转化、专业知识和技能的培训，机构行政督导侧重在各领域、各专业、各系统之间的关系协调以及日常维护，项目落地方社区负责人侧重在公安、派出所、街道、残联、社区卫生中心、社区分管工作人员等方面的本地资源协调，发挥行政管理及指导作用，精神疾病方面的专家负责专业知识等相关咨询工作。

4. 构建项目督导团队：从专业指导的人才智库中选择匹配的人才，组建项目督导，一般 2 ~ 4 人。项目侧重点不同，督导分工不同，督导服务内容也不同。

（二）协助社工解决复杂问题

1. 复杂问题的提出：项目执行社工在直接服务实践中，遇到多专业、多部门及跨领域的复杂问题时，尤其是社工能力难以处理的情况下，向机构提出督导要求。

2. 召开督导协调会：根据涉及的内容的相关性，组织召开督导协调会，例如，个案协调督导会，如同医院的专家会诊一般，提出不同专业领域的意见和建议，形成直接服务的行动方案，从不同专业角度扩展了社工看问题的视角，补充了相关专业知识，厘清了矛盾的关系，畅通相关行政沟通，获得相关专业技能，尤其是增长了服务的信心，缓解了焦虑，疏解了工作压力。

3. 动态跟进社工服务：组建督导服务微信群，社工在群内及时反馈服务过程，不同督导给予督导支持，直至问题解决。

4. 社工进行督导记录：在督导记录中见证多重督导协调工作下社工获得支持中的改变以及复杂问题的解决带给服务对象的改变。

四、注意事项

1. 丰富专业人才智库：不断寻找各类与精神障碍社区康复工作有关的人才，避免人才缺失导致服务指导上的空缺。伴随着精神障碍社区康复工作的深入，服务的广度和深度不断变化，专业领域人才指导可以加快社工迅速成长为复合型人才。

2. 设置督导选拔的标准：专业人才与专业督导训练有一定的差别。专业人才不仅有工作领域的能力，还必须具备咨询能力，不仅可以传递专业知识，还必须有能力协助社工消化知识，转化成实务技能。必须在对应的专业领域里有专业背景、有较长时间的实务工作、对精神障碍者涉及的对应服务需要有相当深刻的认识、熟知服务流程、具有一定的服务资源、经历过督导培训。

3. 评估督导工作的成效：一线社工在服务过程中遇到问题，在指导过程中问题解决的过程及问题解决结果中督导支持作用的发挥。

4. 督导工作注意痕迹管理：督导议题的收集、督导时间协商及确定、督导协调会记录、督导后工作进展情况的动态跟进、督导结果的汇总等。

5. 督导协调会的常态化服务：在项目运行的前、中、后的关键期，在家庭访视、个案、小组、社区活动的前、中、后的关键期，在特殊情况、突发情况的关键期，都需要形成制度化的工作流程，使督导工作成为一种机制，有序进行。

6. 强化机构协调作用：多头督导容易造成社工思维整合的混乱，有的时候各种意见反而造成社工的不知所措。明确各督导的精准介入，又做好督导协调工作，督导协调会议非常重要。

7. 突出社会工作督导的核心作用：被督导的对象是社会工作从业人员，因此社会工作督导的专业指导是核心。多重督导的设置是弥补其他专业方向的不足。

五、伦理考量

1. 保密与知情同意：多个督导在讨论服务对象问题的时候虽然模糊了案主的姓名，但是根据内容，社区相关工作人员也会猜到是谁，需要预估这会对服务对象带来的影响。当这个讨论告知了服务对象，有可能让需要帮助的人不敢求助，也有可能破坏已经建立的专业关系，导致服务中断。

2. 服务对象利益最大化与社工工作能力不足：在社会工作过程中，在精神障碍社区康复领域遇到的服务需求往往复杂、涉及层面多却长期没有解决，很多也是制度、文化层面的问题。在有些时候，社工选择的是自己力所能及的部分，是在能力范围内的工作，考虑的是社工能力的需求，并不是以服务对象为目标评估获知的需求，难以实现服务对象利益的最大化。

3. 价值观之间的冲突：不同专业领域价值观与社会工作价值观的不同、社会工作价值观与社会工作者个人价值观的不同、社会工作者价值观与服务对象价值观的不同所形成的伦理困境。开展工作必须坚守社会工作的价值观是社会工作者专业训练的必修课。

六、专业反思

督导整合模式中评估部分相对单薄：关于评估的标准还需要在后期的实践中摸索、补充和完善。

社会工作督导专业发展之路还很漫长：在社工行业发展初期，从事精神障碍社区康复的社工都很年轻，学校基本是通识教育，这个领域的专业督导更是稀缺资源，复合型督导寥寥无几，整合模式也是各个专业、各个领域的专业知识和技能的补充，可以通过培训和咨询去补充，专业知识和技能的转化需要督导发挥应有的作用。这是前期行业发展的现状，通过督导实务的实践、社会工作专业领域督导的成长和成熟，督导模式必然也会发生改变。

第三节　行动表：督导工作的开展

一、理念

“督导是社会工作实践不可缺少的要素，督导工作应该确保社会工作者能够回顾他们每天的工作实践和决策，规划他们的学习进程和专业成长，并且解决由工作角色带来的情绪和个人需求。”①

在生理心理社会概念框架下，以整合的视角去督导社会工作者，就需要了解不同专业、不同系统的知识和技能是如何汇集使用到服务对象身上的。精神障碍者多重复杂的需求，通过整合理解，社会工作者可以回应服务对象复杂性的干预②。

督导服务最有效的条件是：“督导工作在一个支持型、发展性的组织文化中开展，确定要建立一个合作的工作取向的同时，督导者清楚地意识到自己的工作风格及其对督导过程的影响，并在促进个案讨论方面承担积极角色。督导过程是分析性的，并包含了挑战、反思、压力管理和对情绪的关注、在工作系统中重视交流的意义。”③

1. 督导的最终目标是服务成效及服务品质的保障。

2. 督导的对象是经验和能力不足的社会工作者，因此督导关注、鼓励和支持社会工作者的成长并解决工作带来的困惑。

3. 挖掘、积累本土工作经验，汇集本地知识，使用政策和程序作为框架，为实现服务成效最大化，鼓励灵活与创新的工作。

4. 督导以一种学习而非责怪的态度探讨错误，积极关注有争议性的问题。

5. 督导是机构与一线社会工作者之间的一个缓冲，协助社会工作者持续关注高质量的社会实践。

---

① 徐明心．社会工作督导：脉络与概念［M］．台北：心理出版社，2008.

② SANDS R G. 精神健康：临床社会工作实践［M］. 何雪松，花菊香，译. 上海：华东理工大学出版社，2003.

③ WONNACOTT J. 社会工作督导［M］. 赵环，魏雯倩，等译. 上海：华东理工大学出版社，2015.

6. 不同督导明确自己的督导任务，在协调平衡中顺利完成督导工作，又便于社会工作者汇集融合和积极实践。

二、目标

1. 支持、鼓励、陪伴社会工作者，提供专业督导服务；
2. 确保精神障碍社区康复服务的质量。

三、主要行动

（一）准备督导议题

1. 社工督导议题的准备：社工根据上一次督导之后到本次督导之前在工作中遇到的困惑，提出个人督导议题，由督导助理进行汇总，至少提前 3 天报送社工督导。

2. 社工督导议题的准备：社工督导在跟进精神障碍社区康复服务项目的过程中，根据项目进展、服务成效、社工的工作情绪、工作态度、工作能力与服务遇到的问题等预估的情况作出的需要讨论的督导议题，至少提前两天与督导助理沟通，督导助理与社工讨论一致认为有这个需要即可列入本次的督导议题之中。

（二）督导协调会的筹备

督导议题汇总后根据涉及的专业性质及内容，邀请不同的督导参加。例如，涉及行政相关的议题、多部门合作的议题，落地社区负责人、机构行政督导、高校教师及社工实务督导都会参加。如果是个案、小组、社区工作计划的制订、操作过程中遇到的技术问题，一般高校教师和实务社工督导都会参加。如果是情感支持类的督导，一般是社工督导参加。在精神障碍社区康复服务中，社工因为能力的局限，面对的大部分是困难家庭，需要解决的问题常常复杂而棘手，社工的挫败感、职业倦怠、负面情绪累积难以疏解。特别是社工的自我成长课程缺失，在服务关系建立过程中不能明确地了解及处理关系移情反移情的内容而带来的工作困境等，大部分都是社会工作督导者的工作。

1. 与督导联系：确定好进入本次督导的督导者后，督导助理进行联系，发送督导议题，协调督导时间，安排督导场地，做好督导前的准备工作。

2. 督导者的准备：例如，根据社工议题的内容需要提前准备的内容有政策文件、专业知识、专业技能等，现场带领的设计等，督导会议前的心理建设、透明化处理等。

（三）督导会议的带领

不同形式的督导会议有不同的带领方式。督导会议分线上间接督导和线下直接督导两种。一般在线上很难看到社会工作者的表情、肢体变化，仅仅是通过声音了解对方表达的信息，在理解上不一定准确，需要通过提问去核对。对方没有说话的时候不能确定社会工作者是否在场，不能确定此社会工作者是否在关注和关心其他人的督导议题，不能确定能否发挥同辈支持的作用，在带领的时候也需要通过提问或者请求给予发言者回应的方式来调动现场的互动。当社会工作者在分享感受的时候，很难迅速介入突然出现的情绪崩溃的情况并给予恰当的支持，因此在设计话题的时候，尽可能比较浅，不引发深层次的问题。但是线上督导的好处是能节约路程时间，不受场地的局限，方便进行，在大家都不方便会聚一处的时候可以使用。线下直接督导的好处是可以讨论较为深层次的问题，可以紧急介入现场的突发情况，引领同辈督导的经验分享时，可以最大化地发挥同辈支持的力量。一般带领都会聚焦在督导议题的讨论上，集中高效地解决问题。根据问题的性质，可以在现场进行情绪调节、家庭访视的角色扮演示范、个案某节的面谈示范、小组某节出现情况的模拟处理等，特别是社会工作者与服务对象关系建立中，从原生家庭沟通模式平移现象的发现、展示、自我觉察到改变的讨论，社区活动开展的计划的设计，项目进展相关问题讨论，等等。带领的核心是充分挖掘社会工作者的经验，展示同辈支持的团队力量，创造性地开拓不同的视角分析问题，进而增加问题解决的多种可能性。及时进行督导总结，现场进行督导评估。

不同的督导协调会，带领方式也不同。如果仅仅是社工督导与被督导者，一般就是社工督导带领。如果涉及不同的督导参加，一般都是督导助理做会议主持人，机构行政督导做整体带领。

（四）社会工作督导的现场督导及反馈

督导直接出现在小组活动和社区活动现场。第一种是不参与服务过程，作为观察者。对社会工作者在服务过程中表现出来的工作态度及投射出来的价值观、展现出来的服务技巧与服务对象需求的契合度、对于精神障碍特殊人群的专业知识的掌握及运用程度、对于小组及社区活动工作方法、流程的熟悉和运用的程度等进行了解,服务后及时回应,并了解社会工作者当时内在的想法及处理的理由,进行积极核对,协商以后再开展的意见和建议。第二种是不参与服务过程,作为指导者。当服务现场出现计划没有设计的情况发生,但不会给服务对象带来危险时,督导可以从旁指导社会工作者,促使服务可以持续。第三种是参与服务过程,作为示范者。当服务过程中发生意想不到的事情,预估会给服务对象带来危险的时候,督导应及时介入,处理危机,给社会工作者现场支持,并示范处理方法,在服务结束后及时总结。

(五)督导记录

所有的督导过程都进行记录。这不仅是项目工作、资料存档的需要。通过督导记录可以累积社会工作督导过程中的经验;通过过程记录了解社会工作者成长的历程;内容梳理和提取出来,可以作为新员工在职培训的内容,是机构内训的素材之一,也是机构资深社工带领新社工的本地服务经验。

四、注意事项

1. 服务督导一定要切合一线社会工作者的实际:督导议题都是社会工作者在实际服务中遇到的实际问题,有时效性。因此督导的频次设计一般都是两周一次,至少一月一次。及时回应社会工作者的议题本身就是一个有力的支持。

2. 服务对象的利益第一位:虽然督导的对象是社会工作者,但是社会工作者能力提升都是为了给服务对象提供更加优质的服务,提高服务质量和服务成效才是根本目的。

3. 积极鼓励社会工作者分享经验:带领者尽量关注到每一个参与督导的社会工作者,营造温馨、包容、接纳、中立、平等的氛围,积极鼓励和引导社会工作者针对议题进行阐述、分析、聆听督导者及同辈的回应,并表达自己的理解和看法,引领社会工作者积极关心其他社会工作者的督导议题,关心其他同工,并积极参与讨论,为同事献计献策,并在对同工的支持中获得成长。特别是涉及情感支持的议题,相同情感体验的分享可以同理到正在经历情感体验的同工。

4. 督导契约的作用不容忽视：在建立督导服务之初，需要专门花时间讨论督导契约的事情，是督导者与被督导者之间的契约，要充分表达对督导的期待、澄清督导的期待，达成共识。例如，关于督导时间、频率、督导风格、督导形式、带领程序、隐私的保护，个人督导与团体督导的设置、个人督导的申请、督导记录、督导评估、个人的开放程度与收获，对不同督导职责的认识及督导议题的指向性等，只有充分讨论达成共识，形成默契并常态化，督导工作才会更加顺利地进行。

5. 善于倾听反对意见：特别关注社会工作者在督导中的沉默不语、不屑一顾的表情，明显表示出的抵抗，或者直接提出的反对意见及提出反对意见时的强烈的负面情绪。有可能是社会工作者的诉求被忽视、被压制；或者所有的讨论都没有解决社会工作者的困惑；或者督导的回应不符合社会工作者的期待；或者社会工作者认为督导的回应没有同理到一线服务场域的真实情况等，需要督导以更加真诚开放的态度，给予更多的时间和机会去倾听。

6. 承认督导自己的局限性：在社会工作发展前期，几乎没有精神障碍社区康复服务领域的督导训练，这个领域知识学习涉及面非常广，需要有专业系统的学习和训练，必须有社会工作专业督导在精神健康领域实践的实务经验，还必须将这个领域的实务研究与理论融合，才有可能作出较为符合专业需要的督导。但目前这个领域基本是空白的，因此才会出现多个督导指导一个社会工作者的现象。督导者要坦承自己的专业局限，不给社会工作者不合理的期待，反而有利于督导工作的顺利进行。

7. 督导是社会工作者的同行者：鼓励、支持、陪伴是核心，以合作的态度，共同寻找解决问题的答案，在平等的关系里感受尊重和关怀。

五、伦理考量

1. 社会工作者是自己问题的主角。督导者虽然可以发挥督导的行政功能、教育功能、情感支持功能，但是灌输式的“好为人师”的教育最好转变为启发式的对话模式的督导，充分体现社会工作者的主动性和能动性。相信社会工作者有自己管理情绪的能力，社会工作者更多的是需要认识到情绪，以及厘清情绪的来源。督导者作为一面干净的镜子，真实呈现出社会工作者自身的状态，真正看见，社会工作者一定有自己最合适的方式解决。

2. 服务对象不是弱者。从韧性力的角度去认识服务对象，我们是来向服务对象学习的，他们在艰难的环境里，在坎坷的生命历程里是如何坚强地活着的。认识这一群体是第一位的，精神障碍者的感受我们难以同理，但是可以向他们学习。从服务对象自己的经验里去寻找生命的微光，那才是他们前行的真正动力。

六、专业反思

1. 督导者需要有系统观。我们是在系统中工作，不仅要关注到系统某些部分的状态，还需要看到系统中的联系，看到系统的框架。有时候，精神障碍者及家庭问题的形成不仅是个人的问题，也是制度性的问题，社会文化的问题。在主流文化背景下，精神障碍者就是被边缘化的一群人，强烈的疏离感、发自内心的原始的愤怒被压抑、无法厘清自己情感上的需求、生活的混乱使他们无法建构主流社会正常人的生活轨迹，生活在社会底层的挣扎难以被看见，或者下意识的被排斥被冠名的病耻感，一种生理疾病与道德绑架在一起，社会支持系统却相对薄弱，即使这样，依然坚强地活着。因此，提供系统的服务不仅是社会工作者的努力，也是全社会的努力。

2. 社会工作服务于人，是一门实践的科学。社会工作特别注重专业反思，在专业反思中不断拓宽我们思维的空间，不断延伸我们服务的脉络。所有反思的结果都需要在实际的服务中付出行动，唯有行动才有可能带来改变。在督导行动中，由资深社会工作者带领新进社会工作者，将实务实践经验代代相传，延续社会工作的专业性，这样的督导经验的总结、积累、研究和呈现，可以让社会工作者少走弯路，快速成长，加快行业的发展和进步，才能更加有效地推进精神障碍社区康复工作的进行。

3. 精神障碍仅仅是疾病的分类，而不是人的分类。[①] 在社区，精神障碍者就是社区居民，应该享有社区居民正在享有的权利。在社区真实的生活场景中，他们缺失的社会功能部分，很多就是还权赋能的空间，在还权赋能过程中相应的责任和义务才能真正肩负起来。当更多的被忽视的精神障碍者的故事被听见，他们真正进入公众视野，从边缘人群回到正常人群中来，真实地被关注、被尊重，特别是这个人群的世界被了解的时候，一起共舞才成为可能。

---

① SCOTT J C. 论自发性［M］. 袁子奇，译. 北京：社会科学文献出版社，2019.

第三篇

精神障碍社区康复政策资源

民政部 财政部 中国残联关于进一步完善困难残疾人生活补贴和重度残疾人护理补贴制度的意见

（民发〔2021〕70号）

各省、自治区、直辖市民政厅（局）、财政厅（局）、残联，新疆生产建设兵团民政局、财政局、残联：

2016年，国务院全面建立了困难残疾人生活补贴和重度残疾人护理补贴（以下统称残疾人两项补贴）制度，日益成为保障基本民生、维护社会稳定、助力脱贫攻坚、体现社会主义制度优越性的重要民生保障制度安排。近年来，残疾人两项补贴制度发展不平衡、不充分问题逐渐凸显，一些地方精准管理、政策衔接、动态调整机制存在短板，影响了政策实施效果。为深入贯彻落实党中央、国务院决策部署，进一步发挥残疾人两项补贴基本民生兜底保障等功能，提升残疾人两项补贴管理服务水平，现提出如下意见。

一、总体要求

以习近平新时代中国特色社会主义思想为指导，全面贯彻党的十九大和十九届二中、三中、四中、五中全会精神，立足新发展阶段，贯彻新发展理念，构建新发展格局，坚持以残疾人需求为导向，坚持惠民便民精准管理，坚持政策衔接动态调整，进一步健全帮扶残疾人社会福利制度，增进残疾人福祉，推动残疾人两项补贴制度高质量发展。“十四五”期间，健全完善保障功能有效发挥、运转机制高效顺畅、管理服务精准便民的残疾人两项补贴制度。到2035年，残疾人两项补贴制度成熟定型，残疾人基本民生福祉达到新水平。

二、重点任务

（一）健全完善残疾人两项补贴制度内容。

1. 合理确定补贴对象覆盖范围。在自愿申请基础上，确保符合条件的残疾人应享尽享残疾人两项补贴。按照不同残疾类别、残疾等级、困难程度逐步完善补贴办法。有条件的地方可合理扩大残疾人两项补贴对象范围，生活补贴覆盖范围可向低保边缘家庭残疾人及其他困难残疾人延伸，护理补贴覆盖范围可向三、四级智力、精神残疾人或其他残疾人延伸。

2. 细化完善补贴政策衔接规定。各地要按照《国务院关于全面建立困难残疾人生活补贴和重度残疾人护理补贴制度的意见》（国发〔2015〕52号）及《民政部 中国残联关于贯彻落实残疾人两项补贴制度有关政策衔接问题的通知》（民发〔2016〕99号）文件要求，细化和明确残疾人两项补贴与社会福利、社会救助、社会保险等政策的具体衔接办法。纳入伤残抚恤对象范围且已经享受补贴的，可按照相应层级的地方性文件继续发放补贴，但应按择高原则逐步进行归类整合。到户籍地以外接受学历教育的残疾学生，应视为原户籍家庭成员，原则上向原户籍地申领补贴。详细划分补贴类别和标准的地方，应当明确与低保、低保边缘家庭等社会救助政策以及长期护理保险等社会保险政策的衔接办法。按照凭据报销或者政府购买服务形式发放重度残疾人护理补贴的地方，要明确与其他服务补贴的衔接办法。

3. 建立完善补贴标准动态调整机制。在充分评估残疾人生活困难程度和长期照护需求的基础上，健全残疾人两项补贴标准动态调整机制，使补贴标准与当地经济社会发展水平、财政承受能力相适应，并能兼顾残疾人生活保障需求和长期照护需求。生活补贴标准应参照当地残疾人的基本生活费支出以及因残疾额外增加的衣食住行等费用支出的一定比例予以确定；护理补贴标准应参照当地残疾人购买护理产品和护理服务等基本照护支出成本的一定比例确定。补贴标准调整情况应当通过政务公开栏、信息平台、网络媒体等方式及时向社会公示。

4. 加强改进补贴退出工作。建立残疾人两项补贴申请、调整和退出的动态管理机制。残疾人退出低保、低保边缘家庭范围，残疾人死亡、户籍迁出、残疾人证过期、残疾人证冻结、残疾人证注销等不再符合补贴条件的，应于次月停止发放补贴。对享受补贴期间被人民法院判处有期徒刑以上刑罚，且需在监狱服刑的残疾人，自判决生效后次月起停发补贴，服刑期满后符合条件的可重新按照程序申请补贴。

（二）改革完善补贴申领程序和管理办法。

5. 细化补贴自愿申请规定。进一步细化完善残疾人自愿提出补贴申请和代为办理申请的程序。增加全国残疾人两项补贴信息系统功能，使残疾人可异地申请补贴资格，不受户籍地限制，补贴仍由原户籍地审核发放。有条件的地区可以简化程序，在残疾人新纳入低保、低保边缘家庭范围后由乡镇（街道）主动服务，征求申请人意见后直接进行补贴资格初审。其他符合享受困难残疾人生活补贴、重度残疾人护理补贴条件的，仍按原程序办理。民政部门对新纳入低保或低保边缘家庭范围的残疾人，残联组织对新领取残疾人证的残疾人，应通过发放残疾人两项补贴政策告知书等形式一次性告知。残疾人知晓政策但并未提出补贴申请的，视为自愿放弃，再次提出申请的，乡镇（街道）应当及时受理。

6. 优化补贴逐级审核流程。按照深化“放管服”改革要求，有条件的地方在人员、机构以及数据核对处理能力具备的前提下，可以将残疾人两项补贴审核审定权限下放到乡镇（街道）。县级人民政府民政部门负责汇总乡镇（街道）审核审定的补贴资格合格材料，会同县级残联报同级财政部门申请拨付资金，同时加强对补贴审核、发放过程的监督管理，对发现的违法违规问题和线索要及时移送纪检监察等部门，由相关部门依法依规严肃问责。县级残联负责残疾人证动态管理和残疾人口数据库的数据维护，及时更新推送残疾人证信息，并协助做好补贴监管工作。县级人民政府民政部门和县级残联要建立信息数据共享机制，每季度至少定期比对一次补贴申请和残疾人证信息，加强对数据的分析研判，保证系统数据与实际情况一致。

7. 实现补贴申请受理“跨省通办”。依托社会救助、社会服务“一门受理、协同办理”机制，受理残疾人两项补贴“跨省通办”业务，简化补贴申请受理环节，实现“马上办、就近办、一地办”，进一步提升残疾人获得感。按照“全程网办”要求，依托全国残疾人两项补贴信息系统统一受理补贴资格认定“跨省通办”申请，受理窗口要将申请信息录入信息系统，上传相关资料附件，并在 3 个工作日内推送至业务属地；业务属地为申请人远程办理，并在 10 个工作日内作出是否符合补贴条件的认定。自建系统省份要在全国残疾人两项补贴信息系统中及时接收申请、办理“跨省通办”事项。开展窗口人员“跨省通办”业务培训，提高服务能力，确保 2021 年底前全面完成补贴资格认定申请“跨省通办”的任务要求。

8. 强化补贴定期复核机制。各地要按照省市统筹、县级抽查、乡镇（街道）实施的原则，建立健全补贴对象定期复核机制，定期复核可采取数据比对、入户走访、调研座谈等方式进行。省级人民政府民政部门会同省级残联每年对补贴对象及补贴发放情况至少复核一次，并协调推动复核结果整改落实。乡镇（街道）应当依托村（社区）并结合残疾人、残疾人的法定监护人或法定赡养、抚养、扶养义务人等主动申报的方式，建立残疾人死亡、被宣告死亡、失踪满6个月、户籍迁出所在区（县）、残疾人证失效等情况变化的定期复核制度。县级人民政府民政部门会同县级残联可以依据定期复核的情况，作出相关残疾人是否继续享受补贴的决定。

9. 严格补贴发放方式管理。残疾人两项补贴须按月及时、准确、足额发放，不能按月发放的地区要在每年12月底前向省级人民政府民政部门书面报告，并明确整改措施。省级人民政府民政部门要会同省级残联加强发放方式指导，逐步推动实现按月发放。强化补贴社会化发放管理，积极做好与惠民惠农资金"一卡通"等发放渠道的对接，有条件的地方可以将补贴信息系统与银行对接，直接审核并发放到卡。完善补贴发放使用情况公开办法，细化补贴公开内容、方法和期限等规定，并注意保护残疾人隐私。经资格审定合格后，自残疾人递交申请当月计发补贴。

（三）加快推动补贴管理服务机制转型升级。

10. 优化补贴信息系统功能。加强全国残疾人两项补贴信息系统的建设和使用管理工作，自建系统省份要做好与全国系统的对接和数据交换工作。依托全国残疾人两项补贴信息系统改进补贴申请审核流程，及时录入补贴发放信息，逐步实现依托系统统一审核发放补贴，完善与残疾人口数据库、低保数据库、低保边缘家庭数据库的数据共享共用机制，确保线上、线下补贴发放数据一致。民政部门、残联组织等有关部门要及时将低保、低保边缘家庭、残疾人证等数据更新情况录入相应的信息系统，当发现实际情况与系统数据不一致时，各地应根据实际情况进行补贴资格认定，同时记录在案备查并及时更新相关系统数据。

11. 健全便民利民的运行工作机制。有条件的地方可运用现代化信息技术，助力残疾人实现足不出户"掌上办""指尖办"，为残疾人和各级工作人员提供方便快捷的申请、办理、查询、统计服务。建立完善主动发现机制，通过入户走访、大数据监测等方式主动发现自愿申领且符合补贴条件的残疾人并提供服务，实现"政策找人"。有条件的地方可依托全国残疾人两项补贴信息系统，通过上传证明材料、电子签章等方式实现补贴档案无纸化。及时研究解决残疾人可能因无法使用智能技术获取线上服务的困难。

12. 提升补贴发放动态监管水平。探索建立残疾人两项补贴智慧监管服务体系，运用数据比对、生存验证等动态监测技术，建立补贴监测预警机制，确保不漏一户、不落一人，实现补贴应享尽享、应退则退。加强与殡葬火化、卫生健康死亡人口、户籍迁移、养老保险、工伤保险、特困人员救助供养、伤残抚恤、监狱服刑、养老、孤儿、离休等相关数据的比对，逐步解决数据更新、共享不及时影响补贴精准发放的问题。有条件的地区可以在信息系统中开设基于人脸识别技术的生存验证等功能，提高补贴发放精准性。

13. 完善相关残疾人证件管理。加强残疾人证换发与补贴发放的工作衔接。因残疾类别或等级变更而进行残疾人证重新换发、核发期间，按照原标准发放补贴。残疾人证到期前，残联组织应当提前6个月提醒残疾人重新换领残疾人证，以免影响申领补贴。残疾人证有效期满后，应于次月停发补贴；重新办理残疾人证并提出补贴申请的，应于新残疾人证发证当月计发补贴，同时可视情按照新发残疾人证登记的类别和等级对应的补贴标准补发最多不超过3个月的补贴。突发公共卫生事件、自然灾害等不可抗力导致无法及时换证的，可设立一定的过渡期，过渡期内按原标准发放补贴。

三、保障措施

（一）加强组织领导。各地要将完善残疾人两项补贴制度列为重点优先民生保障工作，健全党委领导、政府负责、民政牵头、残联配合、部门协作、社会参与的工作机制。民政部门要履行牵头统筹职责，做好补贴发放监管、政策衔接及制度建设工作。财政部门要加强资金保障，及时足额安排补贴资金及工作经费。残联组织要加强残疾人证核发及管理工作，及时掌握反映残疾人需求，定期与民政部门、乡镇（街道）共享残疾人证办理及变更等情况，做好补贴相关审核工作。

（二）强化政策宣传。各地要定期组织贯彻落实残疾人两项补贴制度、加强全国残疾人两项补贴信息系统使用的培训，加强残疾人两项补贴组织实施工作。充分考虑残疾人获取信息的特殊要求和实际困难，灵活运用多种媒介、采取多样化形式加强残疾人两项补贴政策宣传，特别是加强对已办理残疾人证残疾人的政策宣传，使符合条件的残疾人及其家属知晓残疾人两项补贴政策。地方各级民政部门、残联以及乡镇（街道）要加强补贴政策解释工作，并及时协助有需求的残疾人办理补贴申请。

（三）提高保障能力。各地要统筹考虑落实残疾人两项补贴制度需要，为乡镇（街道）等基层工作人员提供必要的工作保障条件。实施残疾人两项补贴制度所需工作经费，纳入地方各级财政预算。补贴资金应按规定及时足额发放到位，不得随意截留、挪用。地方可统筹中央财政一般性转移支付和地方自有财力加强经费保障，向财政困难地区适度倾斜，保障残疾人两项补贴发放。完善残疾人两项补贴统计制度，提升全国残疾人两项补贴信息系统的信息监测和动态管理能力。

（四）加强监督检查。各地要将残疾人两项补贴政策落实情况纳入政府绩效评价和年度考核内容。做好补贴信息公示，接受社会监督。各级民政部门要严格补贴资格认定、规范补贴审核发放，杜绝弄虚作假、违规办理和发放补贴等情况发生。各级残联组织要严把残疾人证评定发放关，杜绝违规办理残疾人证、泄露残疾人个人信息等行为。民政部门要会同残联组织定期开展补贴工作绩效评价，及时吸收残疾人和其他群众的合理建议，不断改进完善残疾人两项补贴工作。各地要加强补贴资金发放和使用的监督管理，坚决防止截留、挪用、骗取补贴资金等行为。对申请人采取虚报、隐瞒、伪造等手段骗取残疾人两项补贴资金的，原批准机关应当依法依规停止发放补贴，并加大对非法获取补贴资金的追回力度，视情将其违法违规行为线索移送有关部门依法依规查处。探索建立容错机制，对秉持公心、履职尽责但因客观原因出现失误偏差且能够及时纠正的经办人员免于问责。

民政部 财政部 中国残疾人联合会

2021 年 8 月 24 日

民政部 国家卫生健康委 中国残联
关于印发《精神障碍社区康复服务资源共享与转介管理办法》的通知

（民发〔2023〕70 号）

各省、自治区、直辖市民政厅（局）、卫生健康委、残联，各计划单列市民政局、卫生健康委、残联，新疆生产建设兵团民政局、卫生健康委、残联：

为加强精神障碍社区康复服务资源共享，畅通精神卫生医疗康复资源和康复对象间的信息共享和转介服务机制，民政部、国家卫生健康委、中国残联制定了《精神障碍社区康复服务资源共享与转介管理办法》，现印发给你们，请结合实际遵照执行。

民政部 国家卫生健康委 中国残疾人联合会

2023 年 12 月 19 日

精神障碍社区康复服务资源共享与转介管理办法

第一章　总　则

第一条　为加强精神障碍社区康复服务资源共享，建立完善精神卫生医疗康复资源和康复对象间的转介服务机制，根据《中华人民共和国精神卫生法》、《中华人民共和国残疾人保障法》、《残疾预防和残疾人康复条例》、《民政部 财政部 卫生计生委 中国残联关于加快精神障碍社区康复服务发展的意见》（民发〔2017〕167 号）和《民政部 财政部 国家卫生健康委 中国残联关于开展“精康融合行动”的通知》（民发〔2022〕104 号）等法律法规和政策规定，制定本办法。

第二条　精神障碍社区康复资源共享与转介服务（以下简称“精康转介服

务"）工作纳入县级以上人民政府精神障碍社区康复服务工作领导小组或者部门协调工作机制，由民政部门牵头，卫生健康部门和残联等部门（单位）共同实施。

第三条 民政部负责统筹精康转介服务监督管理，明确工作目标，制定管理制度，建立全国统一的精神障碍社区康复服务国家转介信息平台（以下简称"精康转介平台"），实现与国家严重精神障碍信息系统等数据交换共享，组建部级专业人才库。县级以上地方人民政府民政部门负责统筹本辖区精康转介服务监督管理，推进辖区内精神障碍社区康复服务机构（以下简称"社区康复机构"）建设，依托精康转介平台共享卫生健康部门严重精神障碍患者信息、残联持证精神残疾人信息，评估统计社区康复服务需求，通过政府购买服务等方式提供精康服务，开展精康转介服务质量督导和服务实施监督，建立辖区内社区康复机构和社区康复服务对象信息档案，组建本级专业人才库。

第四条 县级以上人民政府卫生健康部门负责对开展精康转介服务的医疗卫生机构进行监督管理，指导医疗卫生机构在患者及监护人（含经监护人授权的照料人）知情同意下，通过国家严重精神障碍信息系统上传转介信息，配合同级民政部门组建专业人才库，为精康转介服务提供技术支持。

第五条 各级残联组织负责利用全国残联信息系统平台做好持证精神残疾人相关康复需求的筛查统计，加强与同级民政、卫生健康等部门的信息共享和数据交换，为有需求的精神残疾人提供社区康复服务及康复后就业转介服务，并将精神障碍社区康复与残疾人康复、托养、就业等服务共同推进。

第六条 具有精神障碍诊疗资质的医疗卫生机构负责对精神障碍患者开展出院康复评估、门诊就诊诊断评估，提供社区康复建议。对于符合社区康复条件的患者，经患者及监护人（含经监护人授权的照料人）同意，由医疗卫生机构在填报信息时予以标注，基层精神疾病防治人员（以下简称"精防人员"）负责通过国家严重精神障碍信息系统上传转介信息，并为社区康复机构提供评估、督导、康复技术指导等专业技术支持。

第七条 社区康复机构负责对精神障碍患者开展专业评估，提供符合康复对象需求的社区康复服务，做好康复阶段性评估记录并上传至精康转介平台，组织直接服务人员参加培训。鼓励精神卫生福利机构，有条件的残疾人康复中心、儿童福利机构、心理健康和精神卫生防治机构开展精神障碍社区康复服务。

第二章　服务机构库管理

第八条　符合下列条件的社区康复机构，可以根据服务场所所在地注册精康转介平台：（一）具有独立法人资格；（二）业务范围或者经营范围包含社会工作、康复医疗服务或者残疾人、心智障碍患者康复服务；（三）配有专职社会工作师或者专职精神科医师、护士、康复医师、康复技师等与精神障碍康复相适应的精神卫生专业人员；（四）法律、行政法规规定的其他条件。

第九条　社区康复机构登录精康转介平台进行注册的，应当上传以下材料扫描件或者其他数字化格式文档：（一）营业执照、非营利组织法人登记证书正本及副本、统一社会信用代码证、服务场所地址、银行开户许可证、服务内容等；（二）法定代表人姓名及联系方式、法定代表人身份证（正反面）、专职员工数量及相关职业资格证书等；（三）保密承诺书和服务承诺书（详见附件 1、2）。社区康复机构所辖的不具备独立法人资格的服务站点应当由社区康复机构对照站点或者服务场所所在地分别注册。

第十条　服务场所所在地县级民政部门应当对社区康复机构上传的扫描件或者其他数字化格式文档进行核对。上传材料齐备无误的，通过平台报地市级民政部门确认；上传材料不完整、不准确的，应当一次性告知社区康复机构补正；不符合第八条规定条件的，退回材料并说明理由。

第十一条　地市级民政部门应当及时通过精康转介平台对社区康复机构上传的扫描件或者其他数字化格式文档进行确认。通过确认的，统一纳入精康转介平台机构数据库；未通过确认的，退回材料并说明理由。

第十二条　已纳入精康转介平台机构数据库的社区康复机构出现没有履行服务承诺或主动申请退出平台情形的，县级民政部门应当及时报地市级民政部门确认后删除其在精康转介平台的注册信息。地市级以上地方人民政府民政部门应当定期对辖区内已纳入精康转介平台的社区康复机构进行抽查。对于抽查发现可能不再符合本办法第八条规定条件的，应当及时通知负责初核的县级民政部门。有关县级民政部门应当进行核实，并参照前款规定报地市级民政部门确认后删除该机构在精康转介平台的注册信息。

第十三条　社区康复机构对于被删除注册信息，有权进行陈述和申辩。县级民政部门应当仔细核查，当事人提出的事实、理由或者证据成立的，县级民政部门应予以采纳。

第十四条 已纳入精康转介平台机构数据库的社区康复机构应当遵守以下基本要求：（一）对外公示营业执照或者非营利组织法人登记证书；（二）做好康复对象安全防护和隐私保护工作；（三）设立并公布服务监督投诉方式。

第三章 服务人才库管理

第十五条 精康服务人员包括精神科医师、护士、康复医师、康复技师、心理治疗技师、社会工作师等精神卫生专业人员，转介服务人员，直接从事社区康复服务人员，相关领域志愿者等。其中，转介服务人员由县级民政部门工作人员或者委托相关专业人员承担。

第十六条 精康服务专业人员应满足以下条件：（一）持有相应职业资格证书（志愿者除外）；（二）身体健康状况良好，适宜从事社区康复服务工作；（三）直接从事精神障碍社区康复服务人员，应无性侵害、虐待、拐卖、诈骗、暴力伤害等违法犯罪记录；（四）法律、行政法规规定的其他条件。其中，转介服务人员应当同时满足以下条件：（五）持有社会工作者职业资格证书；（六）具有两年以上社会工作服务经验或者具有一年以上精神障碍社区康复服务工作经验；（七）熟悉精神卫生领域相关政策法规。

第十七条 符合第十六条规定条件的精康服务人员可以由所在的社区康复机构通过精康转介平台注册专业人才数据库，经民政部门会同卫生健康、残联等审核后纳入精康转介平台的本级专业人才数据库。志愿者可以由所在的社区康复机构直接通过精康转介平台注册。

符合第十六条规定条件的转介服务人员可以由市、县级民政部门直接通过精康转介平台注册并纳入本级专业人才数据库。

第十八条 属于不同层级的同一专业人员应当按照较高层级纳入专业人才数据库。不同层级的专业人员可以跨区域、跨层级为社区康复机构提供人才培训、评估和直接服务。

第十九条 已入库专业人员主动申请退出或出现违反服务承诺的情形，不适宜继续从事精康转介服务的，社区康复机构应当删除其在精康转介平台专业人才数据库的注册信息。

第四章　精康转介服务申请与确认登记

第二十条　处于非急性期且经专业评估适合接受社区康复的严重精神障碍患者可以提出精神障碍社区康复服务申请。有条件的地方可为有意愿的抑郁症、孤独症及其他精神障碍患者提供社区康复服务。经医疗卫生机构治疗评估后病情稳定的严重精神障碍患者，并经评估符合社区康复条件的，可经患者及监护人（含经监护人授权的照料人）同意转介到社区康复机构接受康复服务。

第二十一条　精康转介服务主要包括：提出申请、初核登记、康复转介、综合评估、服务提供、阶段性评估、结案与回访等程序（详见附件3）。

第二十二条　提出社区康复需求的主体为精康转介服务申请人。申请人包括精神障碍患者及监护人（含经监护人授权的照料人），可以通过以下途径提出转介申请：（一）个人自愿申请。精神障碍患者及监护人（含经监护人授权的照料人）可以向精神障碍患者户籍所在地（或经常居住地）的乡镇（街道）、村（居）民委员会，以及医疗卫生机构、社区康复机构等提出登记申请。（二）医疗卫生机构协助申请。医疗卫生机构应对精神障碍患者开展出院康复评估、门诊就诊诊断评估，为符合条件的患者提供社区康复建议，经精神障碍患者及监护人（含经监护人授权的照料人）同意后，可以由医疗卫生机构在填报信息时予以标注，基层精防人员通过国家严重精神障碍信息系统上传转介信息，协助其提出登记申请。（三）其他主体协助申请。各类企事业单位、村（居）民委员会、社会组织和个人发现精神障碍患者有社区康复需求的，可以通过医疗卫生机构、精神卫生福利机构、社区康复机构等，或者通过精康转介平台等渠道提出登记申请。

第二十三条　精康转介平台接收的转介服务申请，转介服务人员应当按照以下流程在5个工作日内进行初步核实和确认登记：（一）核实申请人提交的基础信息，包括是否曾经接受过医疗卫生机构诊断和治疗、是否病情稳定等情况；（二）视情通过查阅资料、电话访谈、视讯、面访、小组评估等方式核实申请人的社区康复需求和接受康复服务意愿；（三）符合社区康复条件的，可在精康转介平台确认登记。初核通过但暂时无法满足服务需求的，应当联系申请人户籍地（或者经常居住地）所在社区给予协助；（四）不符合社区康复条件的，须说明理由并通知申请人；未曾就医的疑似精神障碍患者，应建议其到医疗卫生机构就诊。通过国家严重精神障碍信息系统转介的登记申请信息，可以简化初核程序，直接确认登记。

第二十四条 转介服务人员应当按照以下要求进行康复服务转介：（一）在确认登记后的5个工作日内，根据精康转介平台的登记确认意见，将社区康复申请人信息转介至适合的社区康复机构；（二）社区康复机构应当从专业人才库中遴选相应专家进行评估，并在10个工作日内确认是否接受申请；社区康复机构不接受申请的，应当及时退回转介申请并说明原因。因社区康复机构承接能力不足退回的申请，将通过精康转介平台纳入轮候范围；（三）精神障碍患者及监护人（含经监护人授权的照料人）拒绝平台推荐的社区康复机构的服务或者拒绝签订康复服务协议的，可重新纳入精康转介平台轮候范围；（四）因服务承接能力不足的社区康复机构，需要申请人等候时间超过3个月的，转介服务人员应当于再次转介前，按照第二十三条规定对转介服务申请进行重新初核和登记；（五）需要在精神障碍患者户籍地和经常居住地之间进行异地转介的，转介服务人员应当提前了解转入地社区康复机构有关情况。

第五章 精康转介服务评估与服务供给

第二十五条 社区康复机构接到精康转介平台转介的社区康复申请，应当在精神障碍患者及监护人（含经监护人授权的照料人）知情同意的情况下，由社会工作师组织精神科医师、康复医师、康复技师、心理治疗技师、心理咨询师、公共卫生医师、护士等专业人员组成的评估组对精神障碍患者进行综合评估，并出具评估意见。评估组组成人员应当包括精神卫生专业人员、社会工作师，人数为单数且不少于3人。社区康复机构应当将邀请已入库专业人员的服务次数记录在精康转介平台中。评估组出具的评估意见，应当包括精神障碍患者是否适合参加社区康复和康复服务类型等内容。社区康复机构依据上述评估意见，确认是否接受转介申请和制定个性化康复计划。

第二十六条 社区康复机构应当及时通过精康转介平台为拟提供社区康复服务的精神障碍患者登记建档，录入精神障碍患者疾病状态、居住情况、家庭状况、经济状况等"基本情况登记表"（详见附件4）的有关基础信息、康复评估意见等材料，并由精神障碍患者及监护人（含经监护人授权的照料人）签字确认。

第二十七条 社区康复机构在提供服务前，应当主动告知精神障碍患者及监护人（含经监护人授权的照料人）并签订服务协议（详见附件5），明确所提供社区康复服务的内容、方式、时限、双方权利义务等内容。

第二十八条　社区康复机构应当根据综合评估意见与康复对象及家庭实际需求，按照《精神障碍社区康复服务工作规范》要求提供以下服务：（一）主要服务内容。为康复对象提供服药训练、预防复发训练、躯体管理训练、生活技能训练、社交能力训练、职业康复训练、心理康复、同伴支持、日间照料等服务。（二）辅助服务内容。对康复对象家庭的支持，如提供社会救助、社会福利政策和专业康复资源链接，帮助家庭了解专业康复知识，提供照料技能培训、家庭喘息服务，建立患者家庭同伴支持网络等；对康复对象所在社区的支持，如开展法律法规和政策宣传、社区支持网络建构、友好社区环境建设等工作。

第二十九条　社区康复机构应当定期组织专业人员对康复对象的康复效果、疾病状态、生活自理能力、就业意愿和就业能力等情况开展阶段性评估，并在精康转介平台上传评估结果（详见附件6）。定期评估应当每年不少于2次，评估组人员可从专业人才库中选定。经评估，康复服务类型与康复对象状况不匹配的，社区康复机构应当及时将康复对象信息推送至精康转介平台，以确保康复对象再次得到及时转介。

第三十条　精神障碍患者在社区康复期间病情复发的，社区康复机构应当立即通知监护人（含经监护人授权的照料人），并协助将患者通过绿色通道转入定点精神卫生医疗（福利）机构开展救治。快速转介情况应向所属民政部门报告并通过精康转介平台登记报备。医疗卫生机构接诊患者后，应及时予以处置。

第六章　精康转介服务结案与回访

第三十一条　康复对象处于下列情形之一的，社区康复机构应当进行结案处理并在精康转介平台登记：（一）实现就业或者辅助性就业；（二）病情复发转介至医疗卫生机构治疗；（三）康复对象已基本康复，可在社区正常生活；（四）需转异地或者其他社区康复机构；（五）康复对象主动申请退出服务；（六）康复对象连续1年以上不参加社区康复服务。

第三十二条　康复对象已具备就业能力且具有就业意愿的，社区康复机构应当及时在精康转介平台中填写就业转介意向，精康转介平台定期将就业转介申请信息批量交换至全国残联信息系统平台。精神障碍患者户籍所在地（经常居住地）残联、民政及相关部门应当协助链接就业资源、推荐就业或者辅助性就业，提供职业培训等支持。

第三十三条 社区康复机构应当在结案后开展定期或者不定期回访，以巩固服务成效，并将回访情况（详见附件 7）上传至精康转介平台。具体要求如下：（一）原则上结案后 1 个月内应完成首次回访，1 年内回访不少于 1 次；（二）一般由原服务提供负责人或者转介服务人员担任回访人员；（三）宜采用电话、面谈或视频等方式进行回访；（四）回访结束后 2 个工作日内，汇总回访过程和结果；（五）无法取得联系进行回访的，应当在精康转介平台备注情况。

第七章 服务监督与评价

第三十四条 县级民政部门应当会同卫生健康部门、残联对精神障碍社区康复机构的康复服务情况、康复效果进行跟踪监测与评估：（一）由县级民政部门牵头，卫生健康部门和残联共同参与组建考核评估小组，对辖区内精神障碍社区康复机构的服务情况进行评估。考核评估小组应就服务范围、服务内容、服务记录、服务提供和转介评估的规范性、服务成效、服务对象满意度等开展考核评估；（二）考核评估宜遵循"双随机、一公开"原则，在制定标准和评分表的基础上，采用抽查的方式进行；（三）考核评估宜每年至少 2 次，至少每两年实现辖区内机构全覆盖；（四）考核评估结果应及时上传精康转介平台，上级民政部门、卫生健康部门、残联等部门和单位可通过精康转介平台查询评估结果。省级、地市级民政部门应当会同本级卫生健康部门、残联等单位适时对辖区内精神障碍社区康复机构的康复服务情况、康复效果等开展抽查。

第三十五条 精神障碍患者及监护人（含经监护人授权的照料人）可通过口头、电话、书面或者邮件等方式向精神障碍社区康复机构和民政部门、卫生健康部门、残联提出意见建议。

第三十六条 违反本办法规定的行为，法律、行政法规、规章有法律责任规定的，适用其规定。

附件（略）

四川省人民政府
关于建立残疾儿童康复救助制度的实施意见

（川府发〔2018〕40号）

各市（州）人民政府，省政府各部门、各直属机构，有关单位：

为深入贯彻落实《国务院关于建立残疾儿童康复救助制度的意见》（国发〔2018〕20号），做好残疾儿童康复救助工作，促进残疾儿童健康成长和全面发展，制定本实施意见。

一、总体要求

（一）指导思想。坚持以习近平新时代中国特色社会主义思想为指导，深入贯彻党的十九大精神和习近平总书记对四川工作系列重要指示精神，认真落实省第十一次党代会和省委十一届三次全会决策部署，按照兜底线、织密网、建机制的要求，进一步深化"量体裁衣"式残疾人服务（以下简称"量服"），通过精准对象、精准施策、精准监督、精准管理，切实保障残疾儿童基本康复服务需求，努力实现残疾儿童"人人享有康复服务"，使残疾儿童家庭获得感、幸福感、安全感更加充实、更有保障、更可持续。

（二）基本原则。

坚持制度衔接、应救尽救。加强与基本医疗、临时救助等社会保障制度的有效衔接，确保残疾儿童家庭求助有门、救助及时。

坚持尽力而为、量力而行。坚守底线、突出重点、完善制度、引导预期，着力满足残疾儿童基本康复服务需求。

坚持规范有序、公开公正。建立科学规范、便民高效的运行机制，主动接受群众和社会监督，做到公开透明、结果公正。

坚持政府主导、社会参与。更好发挥政府"保基本"作用，不断推进基本康复服务均等化；更好发挥社会力量作用，不断扩大康复服务供给，提高康复服务质量。

（三）工作目标。

到 2020 年，建立与全面建成小康社会目标相适应的残疾儿童康复救助制度体系，形成党委领导、政府主导、残联牵头、部门配合、社会参与的残疾儿童康复救助工作格局，基本实现残疾儿童康复救助全覆盖。

到 2025 年，残疾儿童康复救助制度体系更加健全完善，残疾儿童康复服务供给能力显著增强，服务质量和保障水平明显提高，残疾儿童普遍享有基本康复服务，健康成长、全面发展权益得到有效保障。

二、救助对象

（一）对象范围。救助对象为符合条件的 0—6 岁视力、听力、言语、肢体、智力等残疾儿童和孤独症儿童。脑瘫儿童年龄放宽至 12 岁；在非特殊教育学校随班就读听障儿童申请人工耳蜗植入年龄放宽至 12 岁；肢体残疾儿童申请矫治手术年龄可放宽至 14 岁。

（二）救助条件。救助对象应同时符合以下条件：具有四川省户籍；经济困难家庭；持有残疾人证，或县级以上残疾等级评定机构、三级以上资质医院出具的诊断证明；有康复需求，且经专业医疗康复机构明确诊断具有相应康复适应指征。其中，经济困难家庭残疾儿童包含城乡最低生活保障家庭、建档立卡贫困户家庭的残疾儿童和儿童福利机构收留抚养的残疾儿童；残疾孤儿、纳入特困人员供养范围的残疾儿童；其他经济困难家庭的残疾儿童。其他经济困难家庭的具体认定办法，由县级以上地方人民政府制定。有条件的地区，可扩大残疾儿童康复救助年龄范围，也可放宽对救助对象家庭经济条件的限制。

各级残联组织要与卫生健康部门密切配合，通过入户调查、走访等方式做好残疾儿童精准筛查工作，将符合救助条件的残疾儿童信息及时录入“量服”平台。

三、救助内容和标准

（一）救助内容。县级以上地方人民政府根据本地实际确定残疾儿童康复救助基本服务项目和内容，包括以减轻功能障碍、改善功能状况、增强生活自理和社会参与能力为主要目的的手术、康复训练、辅助器具适配等。

（二）救助标准。实施残疾儿童康复手术的，每名不超过 3 万元 / 年。开展康复训练的，每名不超过 2 万元 / 年。给予辅助器具适配的，基本辅助器具适配不超过 0.5 万元 / 人、人工耳蜗不超过 6 万元 / 人、助听器不超过 1 万元 / 人、普及型假肢安装每具不超过 1 万元 / 人，辅助器具适配后，两年内不得再救助同一类型辅助器具。

有条件的地区结合实际，可拓展残疾儿童康复救助精准服务项目内容，根据残疾儿童家庭贫困程度和实际康复需求，可适当提高救助标准。

县级以上地方人民政府依据本地财力状况、保障对象数量、残疾类别等，分类确定康复救助基本服务项目的经费保障标准，并建立动态调整机制。

四、救助流程

（一）对象申请。残疾儿童监护人通过“开放量服”自助业务办理等方式向残疾儿童户籍所在地（居住证发放地）县级残联提出康复救助申请。监护人也可委托他人、社会组织、社会救助经办机构等代为申请。充分发挥村（居）民委员会、公益慈善组织和残疾人专职委员、社会工作者、志愿服务人员等社会力量作用，做好发现告知、协助申请、志愿服务等工作。

（二）对象审核。县级残联对残疾救助对象提交的康复救助申请，应根据残疾儿童康复救助相关标准进行审核、认定。必要时，市（州）以上地方残联组织和卫生健康部门指定的医疗、康复机构作进一步诊断、康复需求评估。

对于城乡最低生活保障家庭、建档立卡贫困户家庭的残疾儿童和儿童福利机构收留抚养的残疾儿童救助申请，以及残疾孤儿、纳入特困人员供养范围的残疾儿童救助申请，由县级残联与民政、扶贫部门进行相关信息比对后作出决定；对于其他经济困难家庭残疾儿童的救助申请，由市、县人民政府决定。

（三）救助服务。经审核符合条件的，由残疾儿童监护人自主选择定点康复机构接受康复服务。按程序在“量服”平台上办理康复救助有关手续，并向符合救助条件的申请人核发康复救助服务卡（转介服务卡）。残疾儿童凭康复救助服务卡（转介服务卡）到指定的定点康复机构办理康复救助注册登记，接受康复救助服务。

康复机构选择一般应遵循就近就便原则，确需跨地区接受康复服务的残疾儿童，经户籍所在地县级残联同意后转介至其他地区定点康复机构接受康复服务。康复训练以机构训练为主，社区、居家康复为辅，每年在机构康复训练时间应不少于 6 个月。辅助器具适配由手术医师、康复医师、辅具器具适配技师根据患儿的病情，提出适配方案，在征得患儿监护人同意后为其适配辅助器具。

各级人民政府兴办的残疾人康复机构、医疗卫生机构和妇幼保健机构、特殊教育学校（附设幼儿园或学前班）、儿童福利机构都应积极开展残疾儿童康复工作，提供优质康复服务。定点康复机构要按照有关标准和质量要求为救助对象提供"一人一策"的精准康复服务，服务情况要按照"量服"详细服务"六要素"要求，及时精准录入"量服"平台。监督管理部门实时动态监督，受助对象及监护人动态评价。

（四）费用结算。在定点康复机构接受康复服务发生的费用，经基本医保、大病保险、补充医疗保险、商业保险等报销和医疗救助后，由县级残联组织审核确定康复救助金额，再由同级财政部门与定点康复机构直接结算，结算周期由县级残联组织商同级财政部门确定。经县级残联组织审核同意在非定点康复机构接受康复服务发生的费用，由县级残联组织商同级财政部门明确结算办法。

（五）效果评估。建立健全评估工作机制，做到服务前评估、阶段性评估、终期评估、常规评估和抽测性评估相结合。有条件的地区可委托第三方机构进行康复效果评估。各级残联组织要会同有关部门（单位）成立残疾儿童康复专家指导组，开展残疾儿童康复救助工作指导检查和效果评估，并提供相关咨询服务。

五、机构管理

（一）机构培育。各地要根据本行政区域残疾人数量、分布状况、康复需求等情况，制定康复机构设置规划，举办公益性康复机构，将康复机构设置纳入基本公共服务体系规划，支持社会力量投资康复机构建设，鼓励多种形式举办康复机构。社会力量举办的康复机构和政府举办的康复机构在准入、执业、专业技术人员职称评定、非营利组织财税扶持、政府购买服务等方面执行相同的政策。各行业主管部门（单位）应鼓励、指导和支持社会兴办的残疾人康复服务机构开展残疾儿童康复业务。

（二）机构认定。定点康复机构由县级以上残联组织会同卫生健康、教育、民政等部门按照“同级管理、公开择优”原则选择确定，纳入“机构量服”管理。县级残联应按照权责一致的原则，与经审核认定的定点康复机构签订目标责任书，明确双方职责、任务目标等，并通过适宜的渠道和方式，向社会及时公示救助情况。

（三）机构监管。各级残联组织要会同教育、民政、卫生健康、市场监管等有关部门（单位）完善残疾儿童康复机构管理相关政策，加强定点康复机构监督管理，进一步提升康复服务能力，改善康复服务质量；要加强定点康复机构准入、退出等监管，建立定期检查、综合评估机制，指导定点康复机构规范内部管理、加强风险防控，及时查处违法违规行为和安全责任事故，确保残疾儿童人身安全和康复服务质量。对定点机构管理不善、违反康复技术流程或存在严重安全隐患的定点康复机构，残联组织和相关部门（单位）要责令限期整改，限期整改仍达不到规定标准或情况严重的，应取消定点康复机构资格。

各地要探索建立科学合理的残疾儿童康复救助服务定价机制，加强价格监管；要建立覆盖康复机构、从业人员和救助对象家庭的诚信评价和失信行为联合惩戒机制，建立黑名单制度，做好公共信用信息记录和归集，加强与全国、全省信用信息共享平台、企业信用信息公示系统的信息交换共享；要积极培育和发展康复服务行业协会，充分发挥行业自律作用。

六、资金管理

各地要将残疾儿童康复救助资金纳入同级政府预算，根据上级财政补助资金情况，做好资金兜底保障；要健全多渠道筹资机制，积极鼓励和引导社会捐赠。财政、审计等部门要加强对残疾儿童康复救助资金管理使用情况的监督检查，严防挤占、挪用、套取残疾儿童康复救助资金等违法违规行为。

残疾儿童康复救助实施和资金筹集使用情况要定期向社会公开，主动接受社会监督和救助对象监督。

七、保障措施

（一）加强组织领导。残疾儿童康复救助工作实行地方人民政府负责制。地方各级人民政府要将残疾儿童康复救助工作列入重要议事日程，加强组织领导，明确责任分工，确保各项工作有序推进、取得实效。残联、财政、教育、民政、卫生健康、人力资源和社会保障、扶贫等部门要密切协作配合,加强工作衔接和信息共享,按照深化“放管服”改革、努力实现“最多跑一次”“一站式结算”要求,切实提高便民服务水平,共同做好残疾儿童康复救助工作。

(二)加快人才培养。各地各有关部门(单位)要制定残疾儿童康复人才教育培训培养计划,对康复服务从业人员定期组织开展技能培训,不断提高其技能水平和服务质量。要加强残疾儿童康复救助工作经办能力建设,努力打造一批懂政策、精业务、有爱心、善服务的专业化干部队伍,确保事有人做、责有人负。

(三)强化宣传引导。各地各有关部门(单位)要充分运用传统媒体、新媒体等多种手段,大力开展残疾儿童康复救助制度政策解读和宣传,让社会各界广泛了解党和政府的爱民之心、惠民之举,帮助残疾儿童监护人准确知晓残疾儿童康复救助制度相关内容,了解基本申请程序和要求。积极引导全社会强化残疾预防和康复意识,关心、支持残疾儿童康复工作,营造良好社会环境。

(四)严格督查考核。各地各有关部门(单位)要加强残疾儿童康复救助工作的督促检查,定期通报工作进展,对不作为、慢作为、乱作为的单位和个人,依法依规加大问责力度;适时推出一批先进单位和个人,认真总结经验,推广好的做法。将残疾儿童康复救助工作作为政府目标管理和绩效考核重要内容,建立定期调研督导机制,及时研究解决工作中的困难和问题。

各地要依据本实施意见,结合本地实际制定本地区残疾儿童康复救助制度和配套措施。省残联要会同相关部门(单位)督促指导各地做好贯彻落实工作,及时研究解决工作中发现的问题,重大情况及时向省政府报告,省政府将适时组织专项督查。

四川省人民政府
2018 年 9 月 30 日

四川省民政厅等部门
关于印发《四川省低保边缘家庭认定办法》的通知

（川民规〔2022〕2号）

各市（州）民政局、发展和改革委员会、教育主管部门、司法局、财政局、人力资源和社会保障局、住房和城乡建设局、卫生健康委员会、应急管理局、医疗保障局、乡村振兴局、大数据主管部门、总工会、残疾人联合会：

为改革完善社会救助制度，实现巩固拓展脱贫攻坚成果同乡村振兴有效衔接，规范低保边缘家庭认定工作，现将《四川省低保边缘家庭认定办法》印发给你们，请结合工作实际遵照执行。

四川省民政厅　四川省发展和改革委员会　四川省教育厅
四川省司法厅　四川省财政厅　四川省人力资源和社会保障厅
四川省住房和城乡建设厅　四川省卫生健康委员会　四川省应急管理厅
四川省医疗保障局　四川省乡村振兴局　四川省大数据中心
四川省总工会　四川省残疾人联合会
2022年6月2日

四川省低保边缘家庭认定办法

第一章　总　则

第一条　为改革完善社会救助制度，实现巩固拓展脱贫攻坚成果同乡村振兴有效衔接，规范我省低保边缘家庭认定工作，根据《中共中央办公厅 国务院办公厅印发〈关于改革完善社会救助制度的意见〉的通知》《中共四川省委 四川省人民政府关于实现巩固拓展脱贫攻坚成果同乡村振兴有效衔接的实施意见》《中共四川省委办公厅 四川省人民政府办公厅印发〈关于改革完善社会救助制度的实施意见〉的通知》《四川省社会救助实施办法》（省政府令第 286 号）等有关规定，结合本省实际，制定本办法。

第二条 本省户籍居民申请救助帮扶，需要开展低保边缘家庭认定的，适用本办法。

第三条 县级以上人民政府民政部门（以下简称县级以上民政部门）统筹管理本行政区域内低保边缘家庭认定工作，会同发展改革、教育、司法行政、财政、人力资源社会保障、住房城乡建设、卫生健康、应急管理、医疗保障、乡村振兴、大数据管理、总工会、残联等社会救助相关部门按照职责做好相关工作。

县级人民政府民政部门（以下简称县级民政部门）负责低保边缘家庭的确认和动态管理。

乡镇人民政府（街道办事处）负责低保边缘家庭认定的受理、审核，协助做好动态管理。村（居）民委员会协助开展低保边缘家庭认定的政策宣传、入户调查、民主评议等工作。

授权或委托乡镇人民政府（街道办事处）认定低保边缘家庭的地区，县级民政部门应牵头制定相应的审核确认办法和监管程序，加强监督指导。

第四条 县级及以上民政部门会同社会救助相关部门按照职责范围，根据规定给予低保边缘家庭相应的社会救助，或提供其他必要的帮扶措施。

第二章 认定条件

第五条 低保边缘家庭应同时符合下列条件：

（一）共同生活的家庭成员人均月收入低于户籍所在地月最低生活保障标准 1.5 倍（有条件的地方可以放宽到 2 倍）；

（二）家庭财产和刚性支出符合相关规定；

（三）未纳入最低生活保障、特困人员救助供养范围。

第六条 家庭成员、家庭收入、家庭财产、家庭刚性支出的界定范围和界定，参照《四川省最低生活保障工作规程》有关规定执行，各市（州）民政部门可结合实际进行细化。

第七条 有以下情形之一的，视为不符合低保边缘家庭认定条件：

（一）共同生活的家庭成员存款、理财、基金、有价证券、债券、投资型保险等金融资产总值人均高于当地公布月最低生活保障标准 36 倍；

（二）共同生活的家庭成员拥有 2 套（含）以上产权住房或商品房，且人均住房面积超过当地人均住房保障面积 2 倍；

（三）拥有非生产经营用机动车（不含残疾人功能性补偿代步机动车）、经营性大型农机具和船舶，总价值超过当地公布月最低生活保障标准 36 倍；

（四）共同生活的家庭成员是“企业法人代表”，正在从事或雇佣他人从事生产经营活动；

（五）在法定劳动年龄段内并且有劳动能力但未就业，无正当理由拒绝接受公共就业服务机构或者乡镇人民政府（街道办事处）、村（居）委会介绍的与其健康状况、劳动能力等相适应的工作，或者拒绝从事劳动生产；

（六）无正当理由拒不配合家庭经济状况核对和调查；

（七）故意隐瞒家庭成员真实收入、家庭财产、家庭人口变动情况，或提供虚假材料；

（八）县级及以上民政部门会同社会救助相关部门规定的其他情形。

第三章　认定程序

第八条　低保边缘家庭认定按照申请、受理、审核、确认等基本程序进行，除下列具体要求外，参照《四川省居民最低生活保障工作规程》有关要求执行：

（一）居民家庭申请低保边缘家庭认定，由共同生活的家庭成员作为申请人，向户籍所在地乡镇人民政府（街道办事处）提出申请。委托代为申请的，应当提供授权委托书。

（二）乡镇人民政府（街道办事处）对申请人提交的材料无法反映其家庭经济状况，愿意进行书面承诺的，实行容缺受理，在入户调查时由申请人补齐提交。

（三）乡镇人民政府（街道办事处）对无异议的申请，可以简化民主评议程序；对有异议的申请，应当组织开展复查。

（四）县级民政部门对通过审核的申请人家庭确认为低保边缘家庭；对要件不齐或资料不全的，应当退回乡镇人民政府（街道办事处）重新审核；对不符合认定条件的，应当书面告知申请人并说明理由。

第九条　居民家庭申请救助帮扶，需要开展低保边缘家庭认定的，由受理的社会救助相关部门委托民政部门开展认定，认定流程由市（州）社会救助相关部门会同民政部门确定。

第十条 申请或退出最低生活保障、特困人员救助供养的居民家庭，符合低保边缘家庭认定条件的，征得其家庭成员同意后，可直接确认为低保边缘家庭。

第十一条 开展低保边缘家庭认定过程中，发现申请家庭成员具有本办法第七条列明相应情形，且不能合理说明理由的，可终止认定程序，并告知申请人。

第十二条 县级民政部门对低保边缘家庭认定过程中形成的档案，应当按照档案管理要求进行保存。

县级民政部门应当全面应用社会救助信息系统，做好低保边缘家庭信息数据采集维护、信息安全管理和个人信息保护。

第四章 认定结果运用

第十三条 低保边缘家庭认定实行按需申请，自获得确认之日起生效，有效期 1 年，到期自动失效。

第十四条 县级民政部门对低保边缘家庭中的重残人员、重病患者等特殊困难人员，经本人申请，可参照“单人户”纳入最低生活保障；其他家庭成员纳入低收入人口动态监测范围。

县级及以上社会救助相关部门对符合条件的低保边缘家庭，给予教育救助、就业救助、医疗救助、住房救助、疾病应急救助、受灾人员救助、法律援助、困难职工帮扶、产业发展等相应救助帮扶，以及其他必要的帮扶措施。

县级及以上社会救助相关部门对低保边缘家庭救助帮扶有其他规定的，从其规定。低保边缘家庭成员申请救助帮扶未通过的，由受理的社会救助相关部门告知申请人并说明理由。

第十五条 低保边缘家庭成员申请救助帮扶，需要提供认定信息的，由受理的社会救助相关部门对接同级民政部门获取。县级及以上民政部门应当会同社会救助相关部门加强低保边缘家庭信息共享，汇集各类救助帮扶信息。

第十六条 低保边缘家庭的人口、收入和财产状况等发生重大变化的，家庭成员应当及时向户籍所在地的乡镇人民政府（街道办事处）报告。

第五章　监督与法律责任

第十七条　县级及以上民政部门、乡镇人民政府（街道办事处）应当主动公开低保边缘家庭认定政策、认定程序，依法依规对认定的低保边缘家庭基本情况进行公示，不得公开与认定无关的个人隐私信息。

第十八条　县级及以上民政部门应当依法依规及时受理、回复低保边缘家庭认定方面的咨询、举报、投诉。对受理的实名举报，应当按照规定核实处理，并及时向举报人反馈处理结果。

第十九条　申请或已经获得确认的低保边缘家庭成员，对县级及以上民政部门、社会救助相关部门作出的具体行政行为不服的，可以依法申请行政复议或者提起行政诉讼。

第二十条　低保边缘家庭认定相关工作人员有下列行为之一的，由其主管部门给予批评教育；情节严重的，由其主管部门或者监察机关给予行政处分或者解聘；构成犯罪的，移交司法部门依法追究法律责任：

（一）对符合条件的申请不予认定的；

（二）对不符合条件的申请予以认定的；

（三）不按照规定核实处理有关举报、投诉的；

（四）非法查询与认定无关的公民个人信息，或者故意泄露认定工作中知悉的公民个人信息的；

（五）在认定工作中有其他滥用职权、玩忽职守、徇私舞弊行为的。

第二十一条　落实“三个区分开来”要求，对因改革创新、先行先试，或申请人失信等客观原因出现失误偏差，已经履职尽责且能够及时纠正的，依法依规不予问责或免于问责。

第二十二条　申请人不如实提供相关情况，采取虚假手段骗取低保边缘家庭资格，并获得救助帮扶资金、物资或服务的，一经查实，由县级民政部门取消其低保边缘家庭资格，由县级及以上社会救助相关部门责令退回非法获取的资金、物资等；构成犯罪的，移交司法部门依法追究法律责任。

第二十三条　有关单位和个人违反规定，出具或提供虚假证明材料的，由县级民政部门提请有关部门依照法律法规和有关规定处理。

第六章　附　则

第二十四条　本办法由省民政厅会同有关部门负责解释。本办法中明确适用的政策文件有关规定如有调整，从其规定。各地已出台低保边缘家庭认定政策与本办法不符的，以本办法为准。

第二十五条　本办法自2022年7月6日起施行，有效期5年。

成都市人民政府办公厅关于健全城乡困难群众临时救助制度的通知

成都高新区、成都天府新区管委会，各区（市）县政府，市政府有关部门：

为进一步完善我市城乡一体化社会救助体系，妥善解决困难群众临时性突发性生活困难，根据国务院《关于全面建立临时救助制度的通知》（国发〔2014〕47号）精神，现就健全我市城乡困难群众临时救助制度通知如下。

一、救助范围和标准

（一）救助范围。

1. 家庭对象：我市户籍居民家庭、居住证持有人家庭（均包含与其共同生活的非本市户籍父母、配偶和子女）因火灾、交通事故等意外事件，家庭成员突发重大疾病等原因，导致基本生活暂时出现严重困难的；因生活必需支出突然增加超出家庭承受能力，导致基本生活暂时出现严重困难的最低生活保障家庭；遭遇其他特殊困难的家庭。

2. 个人对象：我市户籍居民、居住证持有人因遭遇火灾、交通事故、突发重大疾病或其他特殊困难，暂时无法得到家庭支持，导致基本生活陷入困境的；各区（市）县政府（含成都高新区、成都天府新区管委会，下同）规定的其他应予临时救助的人员。

因自然灾害、事故灾难、公共卫生、社会安全等突发公共事件，需要开展紧急转移安置和基本生活救助，以及属于疾病应急救助范围的，按照有关规定执行。

（二）救助标准。临时救助标准由各区（市）县根据当地经济发展水平和财政状况以及救助内容、救助种类、困难程度、家庭自救能力等因素合理确定，并随着当地经济发展和人民生活水平的提高适时进行调整。一年内，被救助对象因同一原因造成临时生活困难的，原则上实行一次性救助，年救助总额不超过 20000 元。

二、申请、审核、审批和发放程序

（一）申请。凡认为符合救助条件的城乡居民家庭或个人均可以向所在地乡镇政府（街道办事处）提出临时救助申请；受申请人委托，村（居）民委员会或其他单位、个人可以代为提出临时救助申请。申请时需提交户口本、身份证原件（非本市户籍人口需提供我市居住证原件）、家庭收入和财产状况证明、重大支出证明以及当地民政部门要求提交的其他证明材料。

（二）审核。乡镇政府（街道办事处）应当在村（居）民委员会协助下，对临时救助申请人的家庭经济状况、人口状况、遭遇困难类型等逐一调查，组织民主评议，提出审核意见，并在申请人所居住的村（社区）张榜公示 5 天，无异议后，报区（市）县民政部门审批。

（三）审批。区（市）县民政部门对乡镇政府（街道办事处）上报材料进行审查，对符合临时救助条件的要及时作出审批意见，对不符合临时救助条件的应出具书面通知书说明理由，并通过乡镇政府（街道办事处）转村（居）民委员会送达申请人。

为及时快捷实施临时救助，对申请对象所需救助金额在一定额度内且需求紧急的，区（市）县民政部门可直接审批或授权乡镇政府（街道办事处）直接审批，但应在一个月内补齐所有申请审批手续。

（四）救助方式。

1. 发放临时救助金。临时救助资金由区（市）县民政部门组织发放，直接支付到救助对象个人账户，确保救助金足额、及时发放到位。必要时，可直接发放现金。

2. 发放实物。根据临时救助标准和救助对象基本生活需要，可采取发放衣物、食品、饮用水和提供临时住所等方式予以救助。对于采取实物发放形式的，除紧急情况外，要严格按照政府采购制度的有关规定执行。

3. 提供转介服务。对给予临时救助金、实物救助后仍不能解决临时救助对象困难的，可分情况提供转介服务。对符合最低生活保障或医疗、教育、住房、就业等专项救助条件的，要协助其申请；对需要公益慈善组织、社会工作服务机构等通过慈善项目、发动社会募捐，提供专业服务、志愿服务等形式给予帮扶的，要及时转介。

三、救助资金筹集和管理

（一）资金筹集。各级政府要将临时救助资金列入财政预算，结余的城乡居民最低生活保障资金可安排部分资金用于最低生活保障对象的临时救助支出。成都高新区、成都天府新区、锦江区、青羊区、金牛区、武侯区和成华区所需资金全部自筹，其余区（市）县以自筹为主，市级财政对部分区（市）县给予一定补助。

（二）资金管理。临时救助资金实行专户储存，专账管理，专款专用。各区（市）县财政部门在财政社保专户下设立临时救助资金专账，用于办理临时救助资金的汇集、核拨、支付等业务。民政部门、乡镇政府（街道办事处）要设立临时救助资金专账，用于办理临时救助资金的核拨、支付和发放业务，并设立临时救助资金明细台账。监察、审计部门负责对临时救助资金的管理和使用发放过程进行监督、审计。临时救助资金的使用情况接受社会监督。

四、工作要求

（一）加强组织领导。各区（市）县政府要按照属地原则，将临时救助工作列入重要议事日程，抓紧完善配套政策措施，落实社会救助联席会议制度和经费保障；相关部门要加强协调配合，履职尽责，确保临时救助工作顺利开展。民政部门牵头负责做好相关政策研究和组织实施工作，财政部门负责安排落实和监督管理临时救助资金，监察、审计部门负责加强对临时救助工作的监督和审计。

（二）抓好制度衔接。各区（市）县政府和有关部门要加强临时救助制度与城乡最低生活保障制度及其他专项社会救助制度的衔接。通过建立健全临时救助制度，进一步推动完善城乡最低生活保障退出机制，严把入口，畅通出口，确保应保尽保，应退尽退。积极探索推行现金、实物和提供服务相结合的救助方式，形成临时救助与慈善援助及其他社会救助措施各有侧重、相互衔接、良性互动的运行机制，确保各项社会救助政策落到实处，困难群众的基本生活得到有效保障。

（三）加强政策宣传。各区（市）县要组织好临时救助政策宣传，充分利用报刊、广播、电视等媒体和互联网，以及公共查阅室、资料索取点、信息宣传栏、宣传册、明白纸等群众喜闻乐见的途径和形式，不断加大政策宣传普及力度，使临时救助政策家喻户晓、人人皆知。要加强舆论引导，从政府作用、个人权利、家庭责任、社会参与等方面，多角度宣传临时救助的功能定位和制度特点，引导社会公众理解、支持临时救助工作，营造良好社会舆论氛围。

本通知自 2017 年 1 月 1 日起施行，有效期 5 年。

成都市人民政府办公厅

2017 年 1 月 12 日

成都市人民政府《关于完善残疾儿童康复救助制度的实施意见》

各区（市）县政府，市政府各部门，有关单位：

为贯彻落实《国务院关于建立残疾儿童康复救助制度的意见》（国发〔2018〕20号）和《四川省人民政府关于建立残疾儿童康复救助制度的实施意见》（川府发〔2018〕40号）精神，现结合我市实际，就进一步完善我市残疾儿童康复救助制度提出如下实施意见。

一、总体要求

（一）指导思想。以习近平新时代中国特色社会主义思想为指导，深入贯彻落实党的十九大精神和习近平总书记对四川及成都工作系列重要指示精神，认真落实省、市决策部署，按照兜底线、织密网、建机制的要求，进一步深化"量体裁衣"式残疾人服务，完善残疾儿童关爱帮扶体系，切实保障残疾儿童基本康复服务需求，加快实现残疾儿童"人人享有康复服务"，促进残疾儿童健康成长和全面发展，使残疾儿童家庭获得感、幸福感、安全感更加充实、更有保障、更可持续。

（二）基本原则。

坚持保障基本、全面覆盖。完善残疾儿童基本医疗、临时救助等有关社会保障制度，兜住底线、突出重点、有效衔接、引导预期，着力满足残疾儿童基本康复服务需求。

坚持政府主导、社会参与。更好发挥政府"保基本"作用，不断推进基本康复服务的均衡发展；扶持引导社会力量参与康复服务，不断扩大康复服务供给，提高康复服务质量。

坚持责任共担、应救尽救。积极发挥家庭、社会、政府作用，健全救助工作机制，形成"家庭善尽责任、社会广泛参与、政府保障基本"的责任共担格局，确保求助有门、救助及时。

坚持规范有序、公开公正。建立科学规范、便民高效的运行机制，主动接受群众和社会监督，做到公开透明、结果公正。

（三）工作目标。

到2020年，全面建成与小康社会目标相适应的残疾儿童康复救助制度体系，形成"党委领导、政府主导、残联牵头、部门配合、社会参与"的救助工作格局，实现残疾儿童康复救助全覆盖。

到2025年，残疾儿童康复救助制度体系更加健全完善，残疾儿童康复服务供给能力显著增强，服务质量和保障水平明显提高，残疾儿童普遍享有基本康复服务，健康成长、全面发展权益得到有效保障。

二、救助对象

救助对象为同时符合下述条件的0～15岁视力、听力、言语、肢体、智力等残疾儿童和孤独症儿童：具有成都市户籍，持有残疾人证或区（市）县级以上残疾等级评定机构、三级以上资质医院出具的诊断证明，有康复需求，且经专业医疗康复机构明确诊断具有相应康复适应指征。其他需纳入救助范围的，按规定纳入。

救助方式为提供"康复补贴"和"送训补贴"。其中"送训补贴"对象为最低生活保障家庭和建档立卡贫困户家庭中接受康复训练的残疾儿童。

各区（市）县政府（含成都天府新区、成都高新区管委会，下同）可依据当地实际，扩大残疾儿童康复救助年龄范围，放宽家庭经济条件限制。

三、救助标准

（一）康复补贴。用于补贴家庭（或监护人）为残疾儿童支付的康复服务费用。康复服务包括以减轻功能障碍、改善功能状况、增强生活自理和社会参与能力为主要目的的手术、康复训练、辅助器具适配等基本康复服务，补贴标准为：康复手术补贴每人每年最高3万元，其中人工耳蜗植入手术再补贴耳蜗设备费每人每套最高8万元；康复训练补贴每人每年最高3万元。需适配辅助器具的，基本型辅助器具每人最高补贴1万元、助听器每人最高补贴1.5万元、假肢安装每具最高补贴1万元，适配辅助器具后，除因康复训练或矫治需要进行动态适配外，两年内不再救助同一种辅助器具。

（二）送训补贴。用于资助符合条件的残疾儿童的家庭（监护人）护送残疾儿童到定点机构接受康复训练，补贴标准为每人每月 500 元。

各区（市）县政府依据本地财力状况、残疾类别不同等实际，可适当拓展救助服务项目、提高救助最高限额标准。

四、救助流程

（一）对象申请。残疾儿童监护人向残疾儿童户籍所在地的区（市）县残联提出救助申请。监护人也可委托他人、社会组织、社会救助经办机构等代为申请。

（二）对象审核。区（市）县残联根据相关救助标准对救助对象的救助申请进行审核、认定，必要时可通过市级以上残联和卫生健康部门指定的医疗、康复机构作进一步诊断或康复需求评估。其中送训补贴项目的救助申请，由区（市）县残联与同级民政、扶贫部门进行相关信息比对后作出认定。

（三）救助服务。经审核符合条件的，由残疾儿童监护人自主选择定点康复机构。残疾儿童凭区（市）县残联核发的康复救助服务卡（转介服务卡）到选定的定点康复机构接受康复服务。康复机构的选择一般应遵循就近就便原则，确需跨地区接受康复服务的残疾儿童，经户籍所在地区（市）县残联审核同意后可转介至其他地区定点机构接受康复服务。康复训练以机构训练为主，社区、居家康复为辅。定点康复机构要按照有关标准和质量要求为救助对象提供“一人一策”的精准康复服务。

（四）费用结算。在定点康复机构接受康复服务发生的费用，经基本医保、大病保险、补充医疗保险、商业保险等报销和医疗救助后，由区（市）县残联根据残疾儿童家庭实际支出费用审核确定康复补贴金额（低于补贴最高标准的则按实际支出确定补贴金额），再由同级财政部门与定点康复机构直接结算。结算周期由区（市）县残联商同级财政部门确定。送训补贴以及经区（市）县残联审核同意在非定点康复机构接受康复服务发生的费用，由区（市）县残联商同级财政部门明确结算办法。

市儿童福利院内残疾儿童的康复救助服务由儿童福利院承担，康复救助费用列入部门预算专门安排。

（五）效果评估。建立健全评估工作机制，做到康复效果评估与质量监督评估、常态性评估和抽测性评估相结合。有条件的区（市）县可委托第三方机构进行康复效果评估。市和区（市）县残联要会同有关部门（单位）成立残疾儿童康复专家指导组，开展残疾儿童康复救助工作指导检查和效果评估，并提供相关咨询服务。

五、机构管理

（一）机构培育。各区（市）县要将康复机构设置纳入基本公共服务体系规划，要根据辖区残疾人数量、分布状况、康复需求等情况合理设置康复机构，举办公益性康复机构，支持社会力量投资康复机构建设，鼓励多种形式举办康复机构。社会力量举办的康复机构和政府举办的康复机构在准入、执业、专业技术人员职称评定、非营利组织财税扶持、政府购买服务等方面执行相同的政策。各行业主管部门（单位）应鼓励、指导和支持社会兴办的康复机构开展残疾儿童康复服务业务。

各级政府兴办的残疾人康复机构、医疗卫生机构和妇幼保健机构、特殊教育学校（附设幼儿园或学前班）、普通学校特殊教育资源教室、儿童福利机构，都应积极开展残疾儿童康复工作，提供优质康复服务。

（二）机构认定。定点康复机构由市和区（市）县残联会同同级卫生健康、教育、民政、医疗保障等部门按照"同级管理、公开择优"原则选择确定。区（市）县残联应按照权责一致的原则，与为当地残疾儿童提供服务的定点康复机构签订目标责任书，明确双方职责、任务目标等，并通过适宜的渠道和方式，及时向社会公示救助情况。

（三）机构监管。各级残联要会同卫生健康、教育、民政、医疗保障等部门不断完善定点康复机构准入退出机制，加强定点康复机构准入、退出等监管，要建立定期检查、综合评估机制，动态监督康复机构和康复服务，开展受助对象监护人对康复服务的动态评价。要指导定点康复机构规范内部管理、加强风险防控。政府相关部门要及时查处违法违规行为和安全责任事故，确保残疾儿童人身安全和康复服务质量。对内部管理不善、违反康复技术流程或存在严重安全隐患的定点康复机构，残联和相关部门（单位）要责令限期整改，限期整改仍达不到规定标准或情况严重的，应取消其定点机构资格。

要加强与信用信息共享平台、企业信用信息公示系统的信息交换共享。做好相关公共信用信息记录和归集，以及康复机构、从业人员和救助对象家庭诚信评价工作，对失信行为实施联合惩戒；支持康复服务行业协会发展，充分发挥行业自律作用。

六、资金管理

各区（市）县要将残疾儿童康复救助资金纳入同级政府预算，根据上级财政补助资金情况，做好资金兜底保障。市级财政给予区（市）县一定的救助资金补贴。要健全多渠道筹资机制，鼓励、引导社会捐赠。

财政、审计等部门要加强对残疾儿童康复救助资金管理使用情况的监督检查，严防挤占、挪用、套取残疾儿童康复救助资金等违法违规行为。残疾儿童康复救助实施和资金筹集使用情况要定期向社会公开，主动接受社会监督和救助对象监督。

七、保障措施

（一）加强组织领导。各区（市）县政府要切实承担当地残疾儿童康复救助工作的主体责任，加强组织领导，明确责任分工。残联、财政、教育、民政、卫生健康、医疗保障、扶贫等部门要密切协作配合，加强工作衔接和信息共享，按照深化“放管服”改革、努力实现“最多跑一次”“一站式结算”要求，切实提高便民服务水平，共同做好康复救助工作。

（二）加快人才培养。各地各有关部门（单位）要重视开展残疾儿童康复人才的教育、培训和培养，不断提高其技能水平和服务质量。各区（市）县要加强残疾儿童康复救助工作经办能力建设，着力打造懂政策、精业务、有爱心、善服务的专业化干部队伍。

（三）做好宣传引导。各地各有关部门（单位）要多渠道、多形式开展残疾儿童康复救助制度政策解读和宣传。要帮助残疾儿童监护人准确知晓救助制度的相关内容，了解基本申请程序和要求。充分发挥村（居）民委员会、公益慈善组织和残疾人专职委员、社会工作者、志愿服务人员等社会力量作用，做好发现告知、协助申请、志愿服务等工作。积极引导全社会强化残疾预防和康复意识，关心、支持残疾儿童康复工作，营造良好社会环境。

（四）强化督促指导。本实施意见的具体实施细则由市残联会同市教育、民政、财政、卫生健康、医疗保障、扶贫等部门制定，实施细则要明确办理流程、筹资方式，细化救助服务项目内容。各区（市）县要结合当地实际完善本地区残疾儿童康复救助制度和配套措施。市残联要会同相关部门（单位）督促指导各地做好贯彻落实工作，及时研究解决工作中发现的问题，重大情况及时向市政府报告。

本实施意见自印发之日起30日后施行，有效期五年。

成都市人民政府

2019年8月30日

成都市民政局关于印发《成都市最低生活保障申请审核审批工作规程》的通知

（成民发〔2018〕51号）

各区(市)县民政部门：

为进一步规范最低生活保障工作，实现最低生活保障工作程序化、标准化、规范化管理，现将《成都市最低生活保障申请审核审批工作规程》印发你们。

请遵照执行。

成都市民政局

2018年10月17日

成都市最低生活保障申请审核审批工作规程

第一章　总　则

第一条　为进一步贯彻落实《社会救助暂行办法》(国务院令第649号)、《最低生活保障审核审批办法（试行）》(民发〔2012〕220号）和《四川省最低生活保障工作规程》(川民发〔2017〕155号）精神，切实规范我市最低生活保障（以下简称低保）工作，结合工作实际，制定本规程。

第二条　区（市）县民政部门及乡镇人民政府（街道办事处），依据本规程开展低保审核审批工作，村(居）民委员会协助做好相关工作。

第三条　低保申请、审核、审批工作必须坚持依法办事、诚实守信、民主决策、公开、公平、公正的原则，严格程序，规范操作，强化监督，确保低保工作的程序化、标准化和规范化。

第二章　保障对象

第四条　具有当地户籍、共同生活的家庭成员月人均收入低于当地月低保标准，且符合当地低保财产状况规定的家庭，给予低保。

第五条　共同生活的家庭成员确定。

（一）共同生活家庭成员包括：

1. 配偶；

2. 父母和未成年子女；

3. 已成年但不能独立生活的子女，包括在校接受本科及以下学历教育的成年子女；

4. 其他具有法定赡养、扶养、抚养义务关系并长期共同居住的人员。

（二）下列人员不计入共同生活的家庭成员：

1. 连续三年以上（含三年）脱离家庭独立生活的宗教教职人员；

2. 在监狱内服刑人员；

3. 区（市）县人民政府及相关部门认定的其他人员。

第三章　家庭经济状况

第六条　家庭经济状况是指申请人及其家庭成员在一定期限内拥有的全部可支配收入和家庭财产。

家庭可支配收入是指扣除缴纳的个人所得税及个人按规定缴纳的社会保障性支出后的收入。主要包括：

（一）工薪收入。主要包括工资（按国家统计局规定的工资总额范围）以及兼职、兼业收入和从事各种技艺、各项劳动服务所得的报酬。

（二）经营性净收入。主要包括城市居民从事生产和经营取得的收入扣除费用支出、缴纳税款后的净收入；农村居民经营农业和二、三产业净收入。

（三）财产性收入。主要包括：

1. 投资收入：包括银行存款利息收入、有价证券股息红利收入、保险收益和其他投资收益。

2. 出租房屋等资产收入：将家庭拥有产权的房屋、车辆、土地等资产出租产生的收入。

3. 无形资产收益：由个人拥有的知识产权、商标权、特许经营权等无形资产转让、投资所带来的收益。

4. 出售财物收入：主要包括出售住房收入和其他物品收入。

（四）转移性收入。主要包括离退休金、失业保险金、遗属补助费、赔偿收入、因劳动合同终止（解除）所获得的经济补偿金（生活补助费、一次性安置费）、赡养费、抚（扶）养费、接受馈赠收入、继承收入、个人可支配的国家强农惠农各项政策补贴（助）和因建设征地农转非等原因领取一次性经济补偿金和安置补助费、拆迁安置房屋货币补偿收入、青苗补偿费等。

第七条　家庭收入核算办法：

（一）家庭月收入按其提出低保申请前 12 个月收入的平均值计算。

（二）与用人单位形成劳动关系的，按用人单位证明、本人工资卡的银行流水计算收入。

（三）外出务工人员、灵活就业人员的收入，按用工单位出具的证明计算；无法提供证明或出具的证明低于最低工资标准的，按务工地最低工资标准计算。

（四）种植业、养殖业收入，按照实际收成和当地价格，扣除必要的成本后计算收入。

（五）财产租赁、转让所得，按照租赁、转让协议（合同）计算。个人不能提供租赁、转让协议（合同）的或者租赁、转让协议（合同）价格明显偏低的，按照当地同类、同期市场租赁、转让价格计算。

（六）赡养费和抚（扶）养费。被赡养、抚（扶）养人未与赡养、抚（扶）养义务人共同生活的，义务人家庭月人均收入达到当地月低保标准 200% 的，视为有赡养、抚（扶）养能力。有赡养费和抚（扶）养费约定或有协议、裁决或判决的，按照约定或有关协议、裁决或判决的数额计算；没有协议、裁决或判决的，但有能力承担赡养、抚（扶）养义务的义务人，应承担赡养、抚（扶）养义务，其应承担的赡养、抚（扶）养费的计算公式为：

家庭应负担的月赡养、抚（扶）养费 =［家庭月总收入 –（当地月低保标准 ×200% × 家庭人口）］×25%

有 2 个或 2 个以上被赡养人或抚（扶）养人的，被赡养人或抚（扶）养人的赡养和抚（扶）养费按人数均摊。被赡、抚（扶）养的对象应是个人收入低于当地月低保标准 200% 的对象。

（七）因征地、拆迁领取的一次性安置费、经济补偿金或生活补偿费的计算：

1. 因征地领取的一次性安置补偿费，按家庭人口数和当地月低保标准逐月分摊计入家庭收入。在可分摊的月数内［一次性安置补偿费 ÷（家庭人口数 × 当地月低保标准）］，该家庭不予获得低保。

2. 因房屋拆迁领取的一次性拆迁补偿费和由农业户口转为非农业户口领取的一次性安置补助费，扣除经查实确需购买安置住房（含必要装修）部分，其剩余部分按家庭人口数和当地月低保标准逐月分摊计入家庭收入。在可分摊的月数内，该家庭不予获得低保。

3. 领取一次性补偿费的家庭，在可分摊的月数内，因病、因灾等特殊情况将领取的一次性补偿费提前用完，生活确有困难，提供合法有效凭证的，可申请低保。

（八）以下项目不计入可支配收入：

1. 国家给予优抚对象和其他人员的特殊照顾待遇。包括优抚对象享受的抚恤金、补助金、优待金；义务兵的退伍费，义务兵家庭优待金；困难残疾人的生活补助和重度残疾人的护理补贴，高龄老人津贴；建国前入党的农村老党员和未享受离退休待遇的城镇老党员的定期补助等；

2. 国家、社会及有关单位颁发的非报酬性奖励。包括劳动模范荣誉津贴；奖学金，见义勇为奖金；独生子女费、计划生育奖励、失独与扶助金等；

3. 国家、社会及有关单位给予工伤人员的有特定用途的补助资金，包括工伤人员的医疗费、护理费、一次性伤残补助金、抚恤金、残疾辅助器具费、丧葬费；

4. 国家、社会及有关单位给予困难群体的社会救助资金，包括住房、医疗、教育、司法、养老、康复、托养、临时性救助等救助金；

5. 城乡基础养老金；

6. 按规定缴纳的住房公积金和各项基本社会保险费；

7. 教育奖（助）学金，研究生以下（不含研究生）在校学生生活费补助，助学贷款等；

8. 因征地及房屋拆迁领取的过渡安置费；

9. 区（市）县人民政府及民政部门规定的其他不应计入的家庭收入。

（九）家庭刚性支出不计入家庭可支配收入。家庭刚性支出主要包括：

1. 在法定劳动年龄阶段内实现就业或自主创业的低保对象，已就业或自主创业的申请低保对象在核算家庭收入时，先从其本人的实际收入中扣减必要的就业成本，标准为当地同期月低保标准的 60%，其余部分计入家庭收入。

2. 就读于国内全日制普通本科高校、高等专科学校、高等职业学校、普通高中和中等职业学校学生的学费和书本费支出。

3. 区（市）县人民政府及民政部门规定的其他刚性支出。

第八条　家庭财产包括货币财产和实物财产等下列具体内容：

（一）现金、人民币和外币存款以及有价证券；

（二）机动车辆；

（三）房屋，含本市和外地住房和非居住类房屋；

（四）债权；

（五）商业保险；

（六）公司股份；

（七）其他价值较大的财产。

第九条　有下列情形之一的，不符合低保条件：

（一）申请家庭现金、存款、有价证券、债权、商业保险、公司股份等财产，家庭成员人均总值超过当地两年（24 个月）低保标准总和的；

（二）申请家庭的家庭成员名下有机动车辆（用于劳动生产的摩托车、残疾人用于功能性补偿代步的机动车辆除外）的；

（三）城市申请家庭拥有两套以上（含两套）商品住房（含商铺）且住房面积超过当地住房保障标准两倍的；农村家庭拥有一套以上（含一套）商品住房（含商铺）且还拥有其他产权住房的；

（四）法定赡养、抚养、扶养义务人有赡养、抚养、扶养能力但不履行义务，致使申请家庭月人均收入低于当地月低保标准的；

（五）在法定劳动年龄段内并且有劳动能力，无正当理由拒绝就业或者从事劳动生产的；

（六）拒绝配合低保经办人员对其家庭经济状况进行调查，致使无法核实其家庭收入和家庭财产状况的；

（七）故意隐瞒家庭真实收入和家庭人口变动情况，或提供虚假申请材料及虚假证明的；

（八）共同生活的家庭成员有“企业法人代表”，并正在从事经营活动，或雇佣他人从事经营性活动的；

（九）通过离婚、赠与等形式放弃或转让应得财产份额，或放弃应得赡养费、抚养费、扶养费等经济利益的；

（十）无正当理由人为闲置承包土地、山林的家庭；

（十一）孤儿、特困救助供养对象；

（十二）区（市）县人民政府及民政部门规定的其他情形。

第四章　申　请

第十条　信息核对。申请人在提交低保申请前，首先申请信息核对，并履行以下义务：

（一）书面申明家庭收入和财产状况，承诺所提供的信息真实完整，填写《家庭经济状况申明及承诺书》，并签字确认；

（二）履行授权核查家庭经济状况的相关手续，并签署《授权书》。

乡镇人民政府（街道办事处）民政工作人员应将申请家庭所有成员信息录入成都市低收入家庭经济状况核对系统进行信息核对。

对信息核对结果不符合低保条件的，乡镇人民政府（街道办事处）应当向申请人出具《信息核对结果不符合最低生活保障条件的通知》。申请人对核对结果有异议的，应当提供相关证明材料；乡镇人民政府（街道办事处）应当对申请人提供的证明材料进行审核。

第十一条　户主申请。申请低保应当以家庭为单位，由户主或者其代理人（持《户主委托书》）以户主的名义向户籍所在地乡镇人民政府（街道办事处）提出书面申请。

对靠父母、兄弟姐妹、配偶供养或者子女赡养的成年重度残疾人（一、二级），脱离家庭、在宗教场所居住三年以上（含三年）的生活困难的宗教教职人员及经乡镇人民政府（街道办事处）书面认定的因离异、亲人出走等原因无法单独立户成为户主的生活困难人员可以单独提出申请。

共同生活的家庭成员户籍在同一区（市）县，但不在同一乡镇人民政府（街道办事处）的，其家庭原则上应向长期居住地一方提出申请。

研究生以下（不含研究生）在校学生应在原户籍所在地提出申请。

第十二条　递交资料。信息核对通过的申请家庭，应填写并递交《最低生活保障申请书》，并提供以下材料：

（一）户口簿、居民身份证原件及复印件；

（二）家庭成员的收入证明。农业户口的，应提供家庭承包土地亩数（土地承包经营权证复印件）和种植、养殖等情况。在外务工的，应提供由用工单位或雇主出具的收入证明；

（三）已缴纳基本养老、基本医疗、失业等社会保险和住房公积金的，应出具相应的缴费凭证原件及复印件；

（四）房屋（含商铺）属自有产权的，应提供房产证原件及复印件；

（五）因征地及房屋拆迁安置等领取一次性安置费的，应提供安置协议和补偿费使用情况（含买房、装修、偿还债务、大病支出等情况）等相关证明材料；

（六）家庭成员婚姻状况证明；

（七）在法定劳动年龄段有劳动能力尚未就业的家庭成员，应提供户籍所在地乡镇人民政府（街道办事处）劳动和社会保障所出具的《就业失业登记证》；

（八）劳动年龄段完全或大部分丧失劳动能力的，应提供劳动部门出具的丧失劳动能力证明；

（九）患严重疾病的，应提供县级以上医疗机构出具的病情诊断报告；

（十）残疾人应提供残疾人联合会出具的残疾证明；

（十一）有在校学生的家庭，应提供子女就读学校证明，或提供学生证（学籍卡）复印件并签名；

（十二）区（市）县民政部门需要提供的其他证明材料。

第五章　受　理

第十三条　乡镇人民政府（街道办事处）受理。乡镇人民政府（街道办事处）应当对低保申请材料进行审查。材料齐备的，予以受理；材料不齐备的，应当一次性告知申请人或者其代理人补齐所有规定材料。

第十四条　近亲属备案。申请人与低保经办人员和村（居）民委员会成员有近亲属关系的，应当如实申明。乡镇人民政府（街道办事处）应当进行单独登记。

“低保经办人员”是指涉及具体办理和分管低保受理、审核（包括家庭经济状况调查）、审批等事项的区（市）县民政部门及乡镇人民政府（街道办事处）工作人员。

“近亲属”包括配偶、父母、子女、兄弟姐妹、祖父母、外祖父母、孙子女、外孙子女。

第六章　入户调查

第十五条　乡镇人民政府（街道办事处）应当自受理申请之日起 4 个工作日内，在村（居）民委员会协助下，对申请人家庭经济状况和实际生活情况进行调查核实，并填写《最低生活保障家庭入户调查表》。每组调查人员不得少于 2 人。

第十六条　入户调查应结合信息核对、邻里访问、信函索证、单位取证等方式，对低保申请人的家庭人口数量、身体情况、就业情况、收入情况、财产状况、贫困原因及家庭实际生活水平等进行调查核实。

第七章　民主评议

第十七条　入户调查结束后 5 个工作日内，乡镇人民政府（街道办事处）应组织进行民主评议。村（居）民委员会和村（居）民小组协助做好民主评议工作。

第十八条　民主评议机构和成员组成应遵循以下规则：

（一）以村（居）民小组为单位成立民主评议小组。民主评议小组组长由乡镇人民政府（街道办事处）民政工作人员或乡镇驻村干部担任，负责民主评议召集和主持工作。

（二）民主评议小组成员为 9～11 人，由乡镇人民政府（街道办事处）民政工作人员、村（社区）党组织和村（居）民委员会成员、村（居）民议事会成员、村（居）民小组成员、入户调查人员、熟悉本村（居）民小组家庭基本情况的楼幢长、网格员、村（居）民代表等组成。

（三）民主评议小组成员需政策观念强、坚持原则、敢讲真话、群众基础好、责任心强、处事公道正派。

（四）召开评议会议时，民主评议小组成员到会人数不低于 7 人，评议通过率应不低于到会人数的三分之二。民主评议小组成员与被评议对象有近亲属关系或其他利害关系的，应当回避。

第十九条　民主评议应当遵循以下程序：

（一）宣讲政策。乡镇人民政府（街道办事处）工作人员宣讲低保资格条件、补差发放、动态管理等政策规定，宣布评议规则和会议纪律。

（二）介绍情况。申请人或者代理人陈述家庭基本情况，入户调查人员介绍申请家庭经济状况调查情况。

（三）现场评议。民主评议人员采取无记名投票方式，对申请人家庭经济状况调查情况进行评议，对调查结果的真实性和完整性进行评价。现场评议时，申请人或者代理人应当回避。

（四）形成结论。乡镇人民政府（街道办事处）工作人员根据现场评议情况，对申请人家庭经济状况调查结果的真实有效性作出结论。

（五）签字确认。民主评议应当有评议记录。所有参加评议人员应当签字、按手印，确认评议结果。

（六）报送情况。乡镇人民政府（街道办事处）应将民主评议记录及结果上报区（市）县民政部门，归档保存。

第八章　审　核

第二十条　乡镇人民政府（街道办事处）是低保审核的责任主体。

乡镇人民政府（街道办事处）应在民主评议结束后 3 个工作日内，在《成都市城市（农村）最低生活保障调查审批表》上提出审核意见，并在村（居）务公开栏进行公示，公示期为 7 天。公示结束后，乡镇人民政府（街道办事处）应当将申请材料、家庭经济状况调查结果、民主评议情况、公示情况等相关材料报送区（市）县民政部门。

第二十一条　保障金额应当按照核定的申请人家庭月人均收入与当地月低保标准的差额乘以共同生活的家庭成员人数所得金额加上分类施保金合并计算。城乡低保对象享受同样的分类施保待遇。

第二十二条　分类施保金计算方式包括：

（一）对低保对象中的重点优抚对象、70 岁以上老年人，按照当地月低保标准上浮 10%。

（二）对学前教育、义务教育阶段的低保家庭学生，按照当地月低保标准上浮 20%；对高中教育阶段的低保家庭学生，按照当地月低保标准上浮 40%；对大学教育阶段的低保家庭学生，按照当地月低保标准上浮 80%；对低保家庭中残疾人的学生子女、低保家庭的残疾学生以及农村低保家庭中读书的女学生，在上述标准的基础上再给予当地月低保标准上浮 10% 的生活补助。

（三）对低保对象中年满 60 岁的老年残疾人、家庭一户多残、计划生育特别扶助家庭残疾人按照当地月低保标准上浮 10%；对低保对象中的重度残疾人按照当地月低保标准上浮 20%。符合本款条件的残疾低保对象可以叠加给予分类施保政策，但每人月低保金最高上浮比例不超过 20%。

（四）第三款中的残疾低保对象，符合上述第一、二款条件的，可叠加给予分类施保政策。

第九章　审　批

第二十三条　区（市）县民政部门是低保审批的责任主体。

区（市）县民政部门对乡镇人民政府（街道办事处）提交的审核材料，应当进行全面审查，并按照不低于 30% 的比例入户抽查。对近亲属备案的低保申请，以及有疑问、有举报或者其他需要重点调查的低保申请，区（市）县民政部门应当全部入户调查。

区（市）县民政部门应当对拟批准的低保家庭通过乡镇人民政府（街道办事处），在村（居）务公开栏进行公示，公示期为 7 天。

公示期满无异议的，区（市）县民政部门应当在 3 个工作日内作出审批决定，并在《成都市城市（农村）最低生活保障调查审批表》上签署意见，从批准之日下月起发放低保金。对公示有异议的，区（市）县民政部门应当重新组织调查核实，在 20 个工作日内作出审批决定，并对拟批准的申请重新公示。

不符合条件不予批准的，应当在作出审批决定 3 个工作日内，通过乡镇人民政府（街道办事处）向申请人出具《不予最低生活保障救助的通知》。

第十章　资金发放

第二十四条　低保金实行社会化发放，由县级民政部门通过银行、信用社等代理金融机构，直接发放到低保家庭的账户。

低保金应当按月发放，每月 10 日前发放到户。

第二十五条　对无民事行为能力和限制民事行为能力的低保对象的资金账户，有亲属的由亲属代管；无亲属或亲属无意愿的，由乡镇人民政府（街道办事处）指定村（社区）2 人代管。

乡镇人民政府（街道办事处）应与低保对象、代管人员三方共同签订代管协议，并每半年至少核查一次账户资金情况。

第十一章　日常管理

第二十六条　按月报告登记。低保家庭应当每月向村（居）民委员会报告家庭人口、收入和财产状况的变化情况。对行动不便等原因无法正常报告的低保家庭，可由村（居）民委员会委托其居住地困难群众主动发现工作人员进行上门登记。对有变化的低保家庭，村（居）民委员会应在报告登记当日向乡镇人民政府（街道办事处）报告，乡镇人民政府（街道办事处）应当重新予以审核。

低保家庭无正当理由连续两月未报告的，取消其低保救助。

第二十七条　低保复查。对低保家庭实施动态管理，每半年复查一次。乡镇人民政府（街道办事处）应当对低保家庭人员和其家庭经济状况的变化情况进行复查，并根据复查结果报请区（市）县民政部门批准低保金续发、停发、减发或者增发。

复查采取信息核对和按月报告登记相结合的方式，新的信息核对结果要与上次信息核对结果相比较，并分析复查周期内的按月报告登记情况。无变化的，复查予以通过；发生变化的，提供家庭情况变化的相关资料，按照入户调查、民主评议、张榜公示等流程逐级审核审批。并将信息核对结果和复查周期内的按月报告登记表存入档案。

低保对象死亡后，应重新核查其家庭收入。原则上隔月停发其本人低保金。

第二十八条　长期公示。区（市）县民政部门对低保对象的保障情况，应在本部门官网进行长期公示，并指导乡镇人民政府（街道办事处）在低保对象所在地的村（居）务公示栏进行长期公示，按月更新。

第二十九条　档案管理。低保档案实行一户一档管理制度。区（市）县民政部门负责指导乡镇人民政府（街道办事处）对低保档案资料归类、建档。低保档案应当齐全完整、统一规范、安全有序，并按照民政部相关规定保存或者销毁。

第三十条　公益劳动。健全低保对象参加公益劳动制度。乡镇人民政府（街道办事处）应当指导村（居）民委员会组织就业年龄段内具备劳动能力未就业的低保对象定期参加公益劳动。

第三十一条　就业联动。实施低保与就业联动，鼓励具备就业能力的低保对象积极就业。具备劳动能力、劳动条件但未就业的低保对象，无正当理由连续3次拒绝接受有关部门介绍的与其健康状况、劳动能力相适应的工作的，可停发其本人的低保金。低保人员就业上岗后，其家庭月人均收入超过月低保标准的，可在3个月内保持其低保救助；3个月后，经核实家庭月收入仍超过月低保标准的，停止其低保救助。

第三十二条 监督管理。区（市）县民政部门和乡镇人民政府（街道办事处）应当公开低保监督咨询电话，主动接受社会和群众对低保审核审批工作的监督、投诉和举报。

区（市）县民政部门和乡镇人民政府（街道办事处）应当建立群众来信来访来电台账。对接到的举报和反映的问题，应当逐一核查、及时反馈。

第十二章 附 则

第三十三条 本规程适用于低保救助的申请、审核和审批。低保边缘的申请、审核和审批，按照本规程执行。

第三十四条 本规程由成都市民政局负责解释。

第三十五条 本规程自印发之日起施行，有效期5年。

附件1

家庭经济状况申明及承诺书

本人姓名________，是________区（市）县________乡镇（街道）________村（社区）居民，身份证号码:__________________，户籍地址:__________，居住地址:______________________。

家庭成员________人，收入及财产情况分别如下：

	申请人	成员1	成员2	成员3	成员4
姓名					
与申请人关系					
身份证号码					
收入（元/月）					
车辆（无/有____辆）					
房产（无/有____套）					
社保（有/无）					

续表

	申请人	成员 1	成员 2	成员 3	成员 4
公积金（有 / 无）					
银行存款（元）					
基金证券（元）					
工商注册（有 / 无）					
税务（有 / 无）					

在此本人代表本家庭成员承诺：

1. 本人及家庭成员了解成都市最低生活保障申请政策，表格中所填写的全部内容及陈述内容均真实、有效，无虚假欺骗和隐瞒，如存在不实之处，自愿停止申请或停止最低生活保障救助，并承担相应法律责任。

2. 家庭成员数或家庭经济状况发生变化，将在 10 个工作日内主动向救助管理审批机关告知变更情况。

3. 本人及家庭成员（法定劳动年龄段且有劳动能力）愿意接受乡镇人民政府（街道办事处）提供的就业培训、就业介绍，参加村（居）民委员会组织的公益性活动。

申明及承诺人（签字、按手印）：

联系电话：

年　月　日

附件 2

授权书

本人及具有赡养、抚养、扶养关系的家庭成员在申请和获得低保救助期间，同意授权并配合社区（村）、街道（乡镇）、民政部门分别对本人及家庭成员的经济状况进行核查，包括调查本人及家庭成员的收入、存款、有价证券、机动车辆、房屋等情况，以及开展入户调查和公示核查结果等。

户主签字（按手印）：__________　身份证号：____________________

家庭成员

签字（按手印）：__________ 身份证号：____________________________

__________ 身份证号：____________________________

__________ 身份证号：____________________________

__________ 身份证号：____________________________

年　月　日

附件 3

编号：

信息核对结果不符合最低生活保障条件的通知

________：

经信息核对，认定你户不符合我市最低生活保障条件，原因是：__________

____。

若你对此决定有异议，可在接到通知 15 个工作日内，向乡镇人民政府（街道办事处）申请重新调查核实。

特此通知

________乡镇人民政府（街道办事处）

年　月　日

备注：档案保存

（乡镇人民政府 / 街道办事处）

编号：

信息核对结果不符合最低生活保障条件的通知

________：

经信息核对，认定你户不符合我市最低生活保障条件，原因是：__________

________。

若你对此决定有异议，可在接到通知 15 个工作日内，向乡镇人民政府（街道办事处）申请重新调查核实。

特此通知

________乡镇人民政府（街道办事处）

年　月　日

备注：送达申请人

附件 4

最低生活保障申请书

________区（市）县________乡镇人民政府（街道办事处）：

本人姓名________，身份证号码________________________，□因病、□因残疾、□因临时困难、□因年老体弱、□因失业、□因其他（需注明：________________）等原因造成家庭贫困。我代表家庭申请最低生活保障。

共同生活的家庭成员情况：全家共有________人，其中：

70 岁以上老年人________人；

重点优抚对象________人；

患重病________人；

残疾________人（残疾等级：________）；

学生________人（学籍情况：________、农村女学生________人）。

申请人（户主）签字、按手印：

年　月　日

附件 5

________区（市）县________乡镇（街道）
最低生活保障家庭入户调查表

户主姓名：
家庭成员姓名：
家庭住址：
家庭年经济收入（元）：　　　　　人均月收入（元）：
入户调查该家庭的照片（打印贴上或者用电子文档粘贴）

续表

入户调查情况：（含收入、财产、刚性支出等）
乡镇（街道）调查人员签字：
村（社区）协助调查人员签字：
被调查人户主签字：

附件 6

________乡镇（街道）________村（社区）
低保民主评议记录

时　间：__________　地　点：________________

主持人（乡镇街道工作人员）：________________

到会参加评议人员：共计________人。

评议过程：

一、申请低保家庭情况介绍：

二、评议人员发表的意见：

三、评议结果：（注明同意 / 不同意票数）

四、参评人员签字确认：

主持人签字：

（一户一档）

附件 7

申请最低生活保障审核结果公示

经________乡镇人民政府（街道办事处）审核，下列家庭申请最低生活保障已初审通过。若有意见，请在 7 日内向乡镇人民政府（街道办事处）反映。

乡镇人民政府（街道办事处）举报电话：

区（市）县民政局举报电话：

年　月　日

户主姓名	性别	年龄	家庭人口（人）	家庭住址	家庭贫困主要原因	家庭月人均收入（元）	初审家庭月救助低保金（元）

附件8

拟批准最低生活保障结果公示

经________民政局审批，下列家庭申请城乡居民最低生活保障拟批准。若有意见，请在7日内向我局反映。

区（市）县民政局举报电话：

年　月　日

户主姓名	性别	年龄	家庭人口（人）	家庭住址	家庭贫困主要原因	家庭月人均收入（元）	拟批准开始领取时间	拟批准家庭月救助低保金（元）

附件 9

编号：

不予最低生活保障救助的通知

________：

经调查，认定你户不符合我市最低生活保障条件，原因是：____。

若你对此决定有异议，可在接到通知15个工作日内，向乡镇人民政府（街道办事处）申请重新调查核实。

特此通知

________区（市）县民政局

年　月　日

备注：档案保存

（区（市）县民政局）

编号：

不予最低生活保障救助的通知

________：

经调查，认定你户不符合我市最低生活保障条件，原因是：____。

若你对此决定有异议，可在接到通知15个工作日内，向乡镇人民政府（街道办事处）申请重新调查核实。

特此通知

________区（市）县民政局

年　月　日

备注：送达申请人

附件 10

低保对象月报告登记表

提示：低保家庭每月报告一次，无正当理由连续两月未报告的，取消低保救助。

户主姓名	家庭成员有无变化	现居住地有无变化	就业情况有无变化	收入变化情况		报告时间	户主签名	备注（注明变化情况）
				月人均收入增加（元）	月人均收入减少（元）			

一户一表，复查归档。

附件 11

群众来信来访来电台账

序号	时间	方式			信访人姓名	信访人联系方式	信访内容概述	调查处置情况	实名举报是否反馈	办结时间	备注
		来信	来访	来电							

附件 12

________村（社区）主动发现困难群众分片包干责任人及责任区域

序号	姓名	联系方式	责任区域	责任人签名

附件 13

________村（社区）重点困难人群登记表

姓名	困难类别	家庭地址	联系电话	分片包干巡查人

附件 14

________村（社区）重点困难人群巡查记录

编号：

巡查时间		巡查对象姓名、联系方式	
巡查人员			
巡查对象当前基本生活状况			
巡查图片记录			
救助需求处置情况			

成都市残联 成都市财政局 成都市卫健委 成都市医保局关于《成都市精神残疾人服药补贴项目实施办法》的补充通知

（成残联〔2020〕28 号）

各区（市）县残联、财政局、卫健局、医保局，成都天府新区、东部新区、高新区社区治理和社事局（公共服务局）、财金局：

为进一步实施好精神残疾人服药补贴项目，加强对精神残疾人的门诊救助力度，现将《成都市精神残疾人服药补贴项目实施办法》（成残联〔2017〕132 号，以下简称《实施办法》）有关内容补充通知如下。

一、扩大补贴范围

将参加了当年度城乡居民基本医疗保险或城镇职工基本医疗保险的持证精神残疾人，以及年度内新办证精神残疾人全部纳入服药补贴范围。其中，门诊疾病不属于门诊特殊疾病精神类疾病病种种类的按非门特对象标准给予补贴，享受精神病门诊特殊疾病报销的，按照门特对象补贴标准给予补贴。符合精神病门诊特殊疾病报销条件但自愿放弃特殊门诊医保报销待遇的，可根据其申请意愿按照非门特对象标准给予补贴。

二、调整补贴标准

（一）调整门特对象药品费用补贴的核算办法。实行按季度核算门特对象个人药费补贴的办法，补贴标准为每人每季度累计最高可补贴 300 元自付药品费（不足 300 元的按实际金额补贴），计入补贴范围的限医保报销范围药品的费用。非门特对象补贴标准仍为每人每年最高 800 元。补贴申请人在提交补贴申请时须选择确认申请补贴的类别（门特对象或非门特对象），门特和非门特补贴类别一经确定，原则上一个年度内不作变更。

（二）提高跨区域服务医疗机构工作经费补贴。区（市）县应按"辖区管理"原则就近就便选择确定本项目的门诊治疗机构。确需选择其他区（市）县门诊治疗机构的，可按照每病人每年最高150元的标准给予实际接诊机构工作经费补贴，用于补贴接诊机构跨区域开展巡诊、回访、送药等服务。

该项目所需资金的预算及其使用，按照市残联、市财政局《关于加强扶残助残专项资金管理提高资金使用绩效的通知》（成残联〔2018〕122号）相关规定执行。区（市）县可根据当地实际和服务内容适当调高补贴限额标准，但市级补贴资金的使用情况仍以《实施办法》和本补充通知确定的补贴标准进行核算。

三、增加门诊治疗机构

在精神病门特治疗机构之外，将具有精神病门诊治疗资质的医疗机构纳入本项目门诊治疗机构范围。全市具备精神残疾人门诊治疗、精神病门特治疗资质医疗机构名单分别由市卫健委和市医保局负责汇总确认，确定名单由市残联会同市卫健委、市医疗保障局等部门印发各区（市）县。区（市）县残联会同同级卫健局、医保局在印发名单中选择确定负责当地精神残疾人特殊门诊和普通门诊的治疗机构。

承担门诊治疗工作的医疗机构要为就诊精神残疾人免除挂号费、开通门诊绿色通道，并根据疫情防控、减少远距离就诊监护风险等的需要，提供巡诊、送药等便民服务。

本补充通知从2020年7月1日起实施，有效期五年。本补充通知未涉及的其他事项及要求仍以《实施办法》为准。

特此通知。

附件：成都市精神残疾人门诊治疗机构名单

成都市残疾人联合会 成都市财政局
成都市卫生健康委员会 成都市医疗保障局
2020年6月19日

附件

成都市精神残疾人门诊治疗机构名单

序号	医疗机构名称	医院编码	是否精神病门特治疗机构
1	四川大学华西医院（四川省国际医院）	091001	是
2	四川省人民医院（四川省红十字医院）	091004	是
3	成都市第四人民医院（成都市精神卫生中心）	092004	是
4	成都锦欣精神病医院	095006	是
5	成都市德康医院（成都市精神病院）	095005	是
6	武侯区第五人民医院（成都市武侯金花镇医院）	093084	是
7	成都市成华区第四人民医院	097007	是
8	成飞医院	094244	是
9	成都安定医院有限责任公司	836016	是
10	成都市温江区第三人民医院	095025	是
11	成都天府新区精神卫生中心	093085	是
12	成都市青白江区精神病防治院	435407	是
13	都江堰市第三人民医院	098061	是
14	金堂县精神病医院	095027	是
15	新津县第二人民医院	650360	是
16	四川省革命伤残军人第二医院	811911	是
17	彭州市第四人民医院（彭州市精神卫生中心）	111006	是
18	四川省复员退伍军人医院	128080	是
19	简阳市精神病医院	870012	是
20	成都高新区桂溪社区卫生服务中心	066002	是
21	蒲江县人民医院	197104	否
22	新都区人民医院	125510	否
23	邛崃西桥精神病医院	121040	否
24	成都市双流区公兴社区卫生服务中心	122120	否
25	成都市郫都区人民医院	610149	否

成都市卫生健康委员会等七部门关于印发《成都市深入开展严重精神障碍患者阳光救助工作实施意见》的通知

四川天府新区成都管委会社区治理和社事局、成都东部新区公共服务局、成都东部新区党群工作部、成都高新区教育文化和卫生健康局、成都高新区社治保障局，各区（市）县卫健局、公安局、民政局、财政局、退役军人局、医保局、残联：

为进一步贯彻落实《中华人民共和国精神卫生法》，加强我市严重精神障碍患者救治救助工作，促进精神卫生工作的健康可持续发展，现将《成都市深入开展严重精神障碍患者阳光救助工作实施意见》印发你们，请遵照执行。

成都市卫生健康委员会
成都市公安局
成都市民政局
成都市财政局
成都市退役军人事务局
成都市医疗保障局
成都市残疾人联合会
2020 年 12 月 3 日

成都市深入开展严重精神障碍患者阳光救助工作实施意见

为巩固 2009 年以来我市严重精神障碍患者阳光救助工作成果，进一步加大救助力度，优化救助流程、提高救助标准，努力提高严重精神障碍患者生命质量，促进社会和谐稳定，现就深入开展严重精神障碍患者阳光救助工作提出以下实施意见。

一、救助对象

（一）常规救助对象

具有我市户籍或持有《成都市居住证》享受市民待遇的居民，经卫健部门指定的精神卫生专业机构（以下简称定点医疗机构）诊断，确诊的严重精神障碍患者。

1. 民政救助对象：低保对象、特困供养人员。

2. 低保边缘对象：民政部门认定的民政 1 类低保边缘和民政 2 类低保边缘人员。

3. 优抚救助对象：退役军人部门认定的优抚对象中的贫困户。

4. 残疾救助对象：持有《中华人民共和国残疾人证》的精神残疾人（含合并有精神残疾的多重残疾类残疾人，下同）。

5. 紧急入院对象：入院前未办理残疾人证，但在住院期间按规定程序申办精神残疾人证并符合办证条件的患者。

（二）高风险救助对象

1. 在我市行政区域内已确诊的严重精神障碍患者，经危险性评估具有 3 级及以上危险性行为。

2. 由公安机关警务人员出警，属于我市行政区域内高风险患者。

3. 属于我市公安部门在管肇事肇祸严重精神障碍患者。

二、救助内容

（一）实现严重精神障碍患者 100%享有基本医疗保险。

救助对象原则上按城乡居民基本医疗保险最高档个人缴费标准参保。低保、特困对象由医保局资助参保，优抚救助对象由退役军人部门资助参保，其余救助对象由残联资助参保。

（二）实施医疗救治。常规救助对象及符合高风险救助对象中第 1、2 类患者，每年可享受 1 次免费住院医疗救治，高风险救助对象中第 3 类患者，免费住院医疗救助不限次数。按照急性期、缓解期和维持期实施定额免费住院治疗。急性期治疗时间最长不超过 56 天，缓解期治疗时间最长不超过 90

天，维持期治疗时间根据医学评估确定。救助对象在三级定点医疗机构住院医疗费急性期以 21280 元免费治疗金额为限，缓解期以 25620 元免费治疗金额为限，维持期以每床日 200 元免费治疗金额为限。二级定点医院在此标准上下浮 10%，一级定点医院在二级定点医院基础上下浮 10%。

（三）实施生活补助。救助对象住院期间生活费补助（包含住院期间伙食费、卫生费、生活用品费等）40 元 / 日，补助资金按扶残助残专项资金预算管理规定在市和区（市）县两级扶残助残专项资金中安排。救助对象的住院期间生活费用补助随物价生活水平上涨而适时调整。

三、救助程序

（一）申请程序

1. 常规救助对象

低保、特困对象、低保边缘救助对象由救助申请人（监护人）持定点医疗机构出具的《疾病诊断意见书》向镇（街道）提出阳光救助书面申请、填报《成都市严重精神障碍患者阳光救助申请表》（以下简称《阳光救助申请表》），镇（街道）负责核实其救助身份。优抚对象中的贫困户及持《残疾军人证》中精神残疾的救助对象持定点医疗机构出具的《疾病诊断意见书》向所在区（市）县退役军人局提出阳光救助书面申请，填写《阳光救助申请表》，镇（街道）负责核实其救助身份。残疾人救助对象持定点医疗机构出具的《疾病诊断意见书》，向户籍地镇（街道）提出阳光救助书面申请，填报《阳光救助申请表》。镇（街道）负责核实其残疾人身份。紧急入院对象须在入院后及时提出《中华人民共和国残疾人证》办证申请，持住院治疗机构出具的《疾病诊断意见书》，填报《阳光救助申请表》，提出阳光救助书面申请。残疾评定指定机构应在接受残疾评定申请 3 个工作日内完成评残工作。对符合办证条件患者的阳光救助申请，镇（街道）按残疾人救助对象办理。

2. 高风险救助对象。第 1、2 类高风险救助对象由办理入院手续的主体持事发地派出所开具的《出警记录》、公安民警签字认定的《应急医疗处置单》或相关医疗机构出具的危险性行为 3 级及以上的危险性行为评估书向户籍或居住地镇（街道）提出书面申请，填写《阳光救助申请表》。第 3 类高风险救助对象，由其办理入院的主体向户籍或居住地镇（街道）提出书面申请，由公安部门核实救助对象身份后，填写《阳光救助申请表》。

（二）审批程序

镇（街道）在3个工作日内完成对常规救助对象的《阳光救助申请表》初审，通过后交区（市）县卫生部门及残联备案；高风险救助对象直接报区（市）县卫生部门及残联备案。由镇（街道）对核实和备案后的所有对象发放“阳光救助卡”，“阳光救助卡”发放名单同时抄送同级医疗保险经办机构。

（三）参保程序

各相关部门按此文件救助内容对救助对象进行参保，医疗保险经办机构要及时为各类阳光救助持卡患者购买医疗保险开通绿色通道，确保医疗保险及时生效。

（四）就医程序

常规救助对象到定点医疗机构进行诊断，经诊断需要住院治疗的患者，凭“阳光救助卡”和“社会保障卡”到定点医疗机构办理住院手续，享受免费住院医疗救治。

四、费用结算

（一）医疗费用结算

阳光救助费用每半年结算一次。参加城镇职工基本医疗保险、城乡居民基本医疗保险的救助对象住院医疗费用，由各定点医疗机构和医保经办机构按照《精神类疾病住院费用定额结算服务补充协议》约定进行结算。结算后不足阳光救助标准的，由市级重大公共卫生专项资金补足差额，各定点医疗机构凭医保结算单据在卫健行政部门进行专项经费结算。

（二）生活费用结算

各定点医疗机构凭医保结算单据中核定的住院天数为结算依据，在残联组织进行生活费用结算。

五、职责分工

各区（市）县政府是本区域严重精神障碍患者阳光救助工作的责任主体和实施主体，要切实加强领导，统筹规划，定期研究，抓好落实。市、区（市）县两级公安、民政、财政、卫健、退役军人、医保、残联等部门和单位要根据各自职责，加强协调配合，共同做好严重精神障碍患者阳光救助工作。公安部门要及时有效参与高风险及肇事肇祸严重精神障碍患者的应急医疗处置，并在《应急医疗处置单》对高风险严重精神障碍患者的肇事肇祸风险或行为进行签字认定，对符合国家指定范围的肇事肇祸严重精神障碍患者要及时纳入公安在管库；民政部门做好民政救助对象的核实工作；财政部门要做好阳光救助工作的经费保障工作；卫健部门要组织定点医疗机构或残疾评定指定机构做好患者的评残、住院救治、病情证明单开具以及相关费用结算工作；退役军人局要做好优抚救助对象的核实工作及资助参保工作；医保部门要做好相应人群资助参保、救助对象医疗保险费用的及时结算和监督管理工作；残联部门要做好残疾救助对象的核实、资助参保及对所有救助对象住院生活费补助的发放工作。各镇（街道）要做好救助对象的核实工作，对审核合格救助对象及时发放"阳光救助卡"。各部门、各镇（街道）要大力宣传救助政策，使广大群众了解、支持政策实施，所有享受阳光救助的对象均要同意加入严重精神障碍社区管理治疗服务，充分保障严重精神障碍患者享有基本医疗服务权益，消除社会偏见，同时也要促使患者家庭积极履行监护责任，及时让病情稳定的康复期患者回到家庭、回归社区。

本意见自2021年1月1日起施行，有效期5年。

附件

成都市重性精神疾病患者阳光救助申请表

区（市）县　　　　　　　　　　　　　　　　　　　　　　　　№：

<table>
<tr><td>姓　　名</td><td></td><td>性　　别</td><td colspan="2">男□　女□</td><td>民　　族</td><td></td></tr>
<tr><td>出生年月</td><td></td><td>身份证号</td><td colspan="2"></td><td>残疾证号</td><td></td></tr>
<tr><td>家庭地址</td><td colspan="4"></td><td>联系电话</td><td></td></tr>
<tr><td>疾病诊断</td><td></td><td>诊断机构意见</td><td>A. 住院治疗□
B. 特殊门诊治疗□</td><td>诊断机构名称</td><td colspan="2"></td></tr>
<tr><td>监护人姓名</td><td colspan="2"></td><td>与患者关系</td><td></td><td>联系电话</td><td></td></tr>
<tr><td>家庭经济情况</td><td colspan="4">1. 城乡"低保"（包括城市"三无"对象）□
2. 农村"五保"□
3. 农村优抚对象中的贫困户□
4. 其他□</td><td>户口类别</td><td>农业户口□
非农业户口□</td></tr>
<tr><td>享受医疗保险情况</td><td colspan="6">1. 享受城镇职工基本医疗保险□
2. 享受城乡居民基本医疗保险□（一档□二档□三档□）
3. 享受其他医疗保险□（享受的其他医疗保险是________）
4. 无医疗保险□</td></tr>
</table>

续表

个人或监护人申请	申请人： 年 月 日
居（村）委会意见	审核人： 公 章： 年 月 日
乡、镇（街道）残联意见	审核人： 公 章： 年 月 日
区（市）县民政局审批意见	审核人： 公 章： 年 月 日
区（市）县残联审批意见	审核人： 公 章： 年 月 日
汇总审批意见	同意发放“阳光救助卡”中的 （蓝卡 / 红卡）

注：1. 申请人提出申请时需携带本人身份证明、收入证明、定点医疗机构疾病诊断意见书，以上资料复印件附于表后；

2. 此表一式三份，定点医院留存一份，市残联备案一份，申请表及有关证明的复印件由区（市）县残联存档。

成都市残疾人联合会 成都市民政局 成都市财政局关于印发《成都市残疾人托养补贴实施意见》的通知

四川天府新区社区治理和社事局、财政金融局，成都东部新区党群工作部、财政金融局，成都高新区社治保障局、财政金融局，各区（市）县残联、民政局、财政局：

现将《成都市残疾人托养补贴实施意见》印发你们，请结合当地实际制定细则，认真做好残疾人托养工作。

成都市残疾人联合会 成都市民政局 成都市财政局

2021 年 10 月 8 日

成都市残疾人托养补贴实施意见

为进一步做好残疾人托养工作，帮助残疾人共享幸福美好生活，根据《中国残联等八部委关于加快发展残疾人托养服务的意见》（残联发〔2012〕16 号）《成都市人民政府关于加快推进残疾人小康进程的实施意见》（成府发〔2017〕1 号）《中共成都市委 成都市人民政府关于实施幸福美好生活十大工程的意见》（成委发〔2021〕1 号）等有关文件规定，结合成都实际，制定本意见。

一、指导思想

以习近平新时代中国特色社会主义思想为指导，践行"以人民为中心"的发展思想，深入贯彻党的十九届五中全会精神，认真落实省委、市委重大决策部署，聚焦残疾人托养服务工作，做到"托养一人，解放一家"，为全市营建全龄友好包容社会贡献力量。

二、工作目标

根据《全龄友好包容社会营建工程实施方案（2021—2025）》，2021年符合条件的残疾人享受托养服务率达50%，2025年达到80%。

三、补贴对象

具有成都市户籍，持有成都市核（换）发的《中华人民共和国残疾人证》，就业年龄段（男16～59周岁，女16～54周岁）未就业且在成都市范围内参加托养服务的智力、精神以及重度肢体残疾人（包括存在智力、精神或重度肢体残疾的多重残疾人）。享受城乡特困供养待遇的残疾人除外。

四、服务类型

针对不同残疾类别和残疾程度，依托“融乐阳光家园”、有服务承载能力的养老机构、医养结合机构以及其他符合条件的社会组织（以下简称服务机构）或残疾人家庭，采取政府补贴机构或补贴个人、政府购买服务等形式，为符合条件且有托养意愿的残疾人开展寄宿制托养、日间照料和居家安养服务，满足残疾人的个性化需求。

（一）寄宿制托养。服务机构为智力、精神和重度肢体残疾人提供基本生活照料和护理、生活自理能力训练、社会适应能力辅导、运动功能训练、职业康复与劳动技能训练等全日制服务。

（二）日间照料。依托社区资源，服务机构为智力、精神和重度肢体残疾人提供日间照看、生活照料、心理疏导、康复训练、职业培训等服务。

（三）居家安养。采取残疾人居家方式，由家人、亲友或服务机构派人上门，提供日常生活照料、基本生活保障和生活护理等服务。

五、补贴基础标准

（一）寄宿制托养：低保和低保边缘残疾人按照每人每月不低于700元的标准给予补贴，其他残疾人按照每人每月不低于500元的标准给予补贴。

（二）日间照料：低保和低保边缘残疾人按照每人每月不低于400元的标准给予补贴，其他残疾人按照每人每月不低于200元的标准给予补贴。

（三）居家安养：按照每人每月不低于100元的标准给予补贴。

六、工作要求

（一）各区（市）县应结合当地实际制定实施细则，明确补贴标准、申请和审批流程、所需材料、发放方式等，并依法依规对资金的使用进行监督管理。

（二）残疾人参加托养服务坚持自愿原则，由残疾人或监护人提出申请，寄宿制托养、日间照料残疾人需与服务机构签订托养服务协议。同一年度内，寄宿制托养、日间照料、居家安养补贴不重复享受。

（三）残疾人托养服务机构必须取得合法资质，并且符合中华人民共和国《就业年龄段智力、精神及重度肢体残疾人托养服务规范》（GB/T 37516-2019）相关要求。

（四）补贴对象户口迁出本市、补贴对象亡故或补贴对象因残疾程度减轻等原因不符合补贴条件的，应在次月停发托养服务补贴。

（五）残疾人参加托养服务必须满 6 个月及以上才能申请更换服务机构。

（六）各区（市）县要建立残疾人托养服务评价体系，定期组织开展考核评估，促进残疾人托养服务质量的提高。

七、资金筹集

残疾人托养服务所需资金由各区（市）县纳入公共财政预算予以保障，并可根据实际情况提标扩面、给予服务机构一定扶持。市级财政按照市定补贴基础标准对区（市）县给予适当补助，其中成都东部新区、新津区、简阳市、都江堰市、彭州市、邛崃市、崇州市、金堂县、大邑县、蒲江县按照补贴基础标准 60% 补助，成都天府新区、锦江区、青羊区、金牛区、武侯区、成华区、龙泉驿区、青白江区、新都区、温江区、双流区、郫都区按照补贴基础标准 30% 补助，成都高新区按照补贴基础标准 10% 补助。

八、其他事项

（一）对每一个享受补贴资金的残疾人，须将其托养落实情况及时录入到"量服"平台，确保在平台能查找到每一个补贴对象的具体信息。

（二）本意见由市残联会同市财政局、市民政局等部门负责解释。

（三）本意见自 2021 年 7 月 1 日起实施，有效期 5 年。成都市之前发布的有关残疾人托养方面的文件如与本意见不一致的，以本意见为准。

成都市民政局 成都市财政局
关于进一步完善困难群众临时救助制度的通知

各区（市）县民政部门、财政部门：

为深入贯彻落实《中共中央办公厅 国务院办公厅印发〈关于改革完善社会救助制度的意见〉的通知》（中办发〔2020〕18号）、《中共四川省委办公厅 四川省人民政府办公厅印发〈关于改革完善社会救助制度的实施意见〉的通知》（川委办〔2020〕24号）和《成都市民政局等部门关于印发〈关于改革完善社会救助制度的实施方案〉的通知》（成民发〔2021〕16号）等文件精神，在全市范围内进一步完善"救急难、托底线、广覆盖"的临时救助制度，细化对象范围和救助标准，明确一般程序和紧急程序，提升快速反应和预警监测能力，着眼解决城乡群众突发性、紧迫性、临时性基本生活困难问题。现就相关内容通知如下。

一、定义和范围

（一）临时救助是指国家对遭遇突发事件、意外伤害、重大疾病或其他特殊原因导致基本生活陷入困境，其他社会救助制度暂时无法覆盖或救助之后基本生活暂时仍有严重困难的家庭或个人给予的应急性、过渡性的救助。

因自然灾害、事故灾难、公共卫生、社会安全等突发公共事件，需要开展紧急转移安置和基本生活救助，以及属于疾病应急救助范围的，按照有关规定执行。

（二）在成都市辖区内居住的服务人口遭遇突发困难的，可向经常居住地或困难发生地提出临时救助申请，经认定后符合条件的给予临时救助。

非本地户籍且无法提供有效居住证明或个人身份信息的，各区（市）县民政部门、救助管理机构等可按生活无着人员救助管理有关规定提供救助。

（三）临时救助根据困难情形分为支出型救助和急难型救助。

支出型救助，是指因教育、医疗等生活必需支出突然增加超出家庭承受能力，导致基本生活一定时期内出现严重困难的救助情形。原则上其家庭人均可支配收入应低于当地上年度人均可支配收入，且家庭财产状况符合当地有关规定。主要包括：

1. 因在境内接受普通高中、中等职业技术学校、全日制普通高等教育（大学本科及以下）和学龄前教育，经教育部门救助后仍需负担的学历教育学费、住宿费、保育教育费超过家庭承受能力，导致基本生活在一定时期内出现严重困难的；

2. 因在医疗机构治疗疾病、住院照料产生的必需支出超过家庭承受能力，经医疗保险、医疗救助后负担仍然过重，导致基本生活在一定时期内出现严重困难的；

3. 县级以上民政部门规定的其他原因导致基本生活在一定时期内出现严重困难的。

急难型救助，是指因遭遇火灾、交通事故、意外伤害，家庭成员突发重大疾病及遭遇其他特殊困难等原因，导致基本生活暂时出现严重困难、需要立即采取救助措施的救助情形。主要包括：

1. 突发重大疾病，遭遇火灾、交通事故、意外伤害等，导致基本生活陷入困境的；

2. 其他特殊原因造成基本生活陷入困境，需立即采取救助措施，否则可能危及生命或身体健康的；

3. 在申请其他社会救助或慈善救助的过程中，存在重大困难，基本生活难以为继的。

二、办理程序

（一）申请

1. 凡认为符合救助条件的城乡居民可向户籍所在地、经常居住地或急难发生地的镇人民政府（街道办事处）提出临时救助申请。申请时应当提供户口簿、身份证等身份证明材料，如实填写家庭基本情况并书面授权委托进行经济状况核对。

2. 家庭成员中有残疾人、重病患者、在校学生等的申请对象，可在申请时提供相应的残疾人证、病情诊断证明、学生证等材料，以及发票、收据等可证明一段时间内因遭遇困难支出较大的相关材料。

3. 受申请人委托，村（居）民委员会或其他单位、个人可代为提出临时救助申请。

4. 镇人民政府（街道办事处）就申请人提交的材料是否齐全、证件是否与申请家庭成员相符进行审查。对材料不齐全或不符合要求的，应当一次性告知申请人进行补正。

5. 镇人民政府（街道办事处）、村（居）民委员会应当主动发现并及时核实辖区内居民遭遇突发事件、意外事故、罹患重病等特殊情况，帮助有困难的家庭或个人提出临时救助申请。

（二）审核审批

受理机构应当在受理临时救助申请后履行相应的审核和审批手续。因申请对象在救治过程中去世或长期无法恢复意识且无法查找家人等原因无法补齐相关手续的，镇人民政府（街道办事处）可实施先行救助，并在履行救助职责后补齐相关手续，将照片、视频等佐证资料及书面情况说明一并纳入救助档案。救助对象遭遇重大生活困难，拟发放临时救助金额超过当地临时救助标准年度上限的，可采取“一事一议”的方式，适当提高临时救助额度。

临时救助审核审批程序分为一般程序和紧急程序。支出型救助适用一般程序，急难型救助适用紧急程序。

1. 一般程序

（1）对于支出型救助，镇人民政府（街道办事处）在收到申请后2个工作日内，对申请对象的困难情形进行初步核对。经核对符合规定的，镇人民政府（街道办事处）应当予以受理，并在2个工作日内出具受理通知书；不符合规定的，不予受理，并在2个工作日内告知申请人，出具不予受理通知书和核对报告（结果）。

镇人民政府（街道办事处）受理临时救助申请后，在村（居）民委员会协助下，对申请对象的家庭生活状况、人口状况、遭遇困难类型等通过入户调查、邻里访问等形式进行了解，并视情组织民主评议。

申请对象的家庭收入、财产等认定范围和计算方法，参照办理最低生活保障的有关规定执行。申请对象在申请之日前12个月内家庭人均月收入，原则上不超过统计部门公布的上一年度当地城乡居民人均可支配收入。

（2）镇人民政府（街道办事处）应当在受理临时救助申请后5个工作日内，根据家庭经济状况核对、入户调查、民主评议结果，提出审核意见，并在申请人所居住的村（居）民委员会张榜公示，公示期不少于5个工作日。公示结束后，镇人民政府（街道办事处）应当将申请材料、调查结果、审核意见和公示情况等相关材料报送至区（市）县民政部门审批。

有条件的区（市）县可将审批权限下放至镇人民政府（街道办事处）。审批权限下放的，镇人民政府（街道办事处）承担审批主体责任，负责受理申请、调查和审批，并将审批人员名单报区（市）县民政部门备案，区（市）县民政部门对镇人民政府（街道办事处）临时救助审批工作进行监督指导。临时救助金额不超过500元的小额救助，可由村（居）民委员会审议通过，主要负责人签字确认，在72小时内直接发放。

（3）已认定为最低生活保障、低保边缘家庭、特困供养人员、孤儿、事实无人抚养儿童等救助保障对象的人员，申请临时救助时，不再进行家庭经济状况核对。

家庭全体或部分成员无户口的，对无户口人员的身份证、户口簿等不要求提供，对其个人不进行经济状况核对，根据入户调查、邻里访问了解到的家庭生活状况，结合民主评议结果，决定是否给予临时救助。

（4）区（市）县民政部门应当自收到镇人民政府（街道办事处）审核意见和相关材料起5个工作日内作出审批决定。批准给予临时救助的，应当同时确定救助方式和金额；不予批准的，应当在5个工作日内，通过镇人民政府（街道办事处）书面告知申请对象或其代理人并说明理由。救助情况在成都市民政局官方网站进行公示。

（5）同一自然年度内，同一申请对象以同一事由在不同地点重复申请临时救助，无正当理由的，可不予救助。

2. 紧急程序

对于急难型救助，申请对象可先以承诺方式代替证明材料申请临时救助，在申请对象签署《临时救助申请承诺授权书》后，镇人民政府（街道办事处）或区（市）县民政部门可简化家庭经济状况核对和初次公示等环节，实施先行救助。在紧急情况解除后20个工作日内，按规定补齐审核审批手续。救助情况在成都市民政局官方网站进行公示。

通过以上两种程序申请临时救助的人员，经本人同意，符合条件的，可直接认定为低保边缘对象或由镇人民政府（街道办事处）协助其办理低保（特困）救助。

三、方式和标准

（一）临时救助的方式有发放临时救助金、发放实物和转介服务。

1. 发放临时救助金。实行临时救助金社会化发放，按照财政国库管理制度将临时救助金直接支付到救助对象个人账户，确保临时救助金及时发放到位。通过紧急程序审批的临时救助，救助金可由社区、社会组织、社会工作服务机构或供养机构先行垫付，之后将救助金拨付给为其垫付救助金的社区、社会组织、社会工作服务机构或供养机构。

存在以下情形的，可以现金形式发放临时救助金：

（1）救助对象无银行账户或无法确定其银行账户的；

（2）救助对象身体行动不便或智力精神存在问题，无法支取银行存款的。

以现金形式发放临时救助金，应当由领款人（代领人）、经办人共同签字并合影，一并纳入救助档案。

2. 发放实物。根据临时救助标准和救助对象基本生活需要，可采取发放衣物、食品、饮用水等方式予以救助。除紧急情况外，要严格按照政府采购制度的有关规定执行。

3. 提供转介服务。对发放临时救助金或实物后，仍不能解决临时救助对象困难的，可分情况提供转介服务。对符合最低生活保障、特困人员供养、孤儿养育、事实无人抚养儿童或医疗、教育、住房、就业等专项救助条件的，镇人民政府（街道办事处）应当协助其进行申请；对需要公益慈善组织或社会工作服务机构等通过慈善项目、社会募捐、志愿服务等形式给予帮扶的，应当及时转介。

（二）临时救助的标准，由各区（市）县根据当地经济社会发展水平、救助对象困难类型、困难程度等因素合理确定，并随着当地经济发展和人民生活水平的提高适时进行调整。

救助总额原则上不低于当地 1 个月最低生活保障标准，以家庭为救助对象的，按照人均计算。年救助总额不超过 20000 元。

四、资金分配和管理

（一）资金分配

临时救助补助资金纳入市与区（市）县共同事权范围，从困难群众救助补助资金中予以安排。市级统筹中央、省补助资金，与第一档地区（成都东部新区、新津区、简阳市、都江堰市、彭州市、邛崃市、崇州市、金堂县、大邑县、蒲江县）按 6∶4 比例分担，与第二档地区（四川天府新区、锦江区、青羊区、金牛区、武侯区、成华区、龙泉驿区、青白江区、新都区、温江区、双流区、郫都区）按 3∶7 比例分担，与第三档地区（成都高新区）按 1∶9 比例分担。年末上级资金及指标结余将在第二年资金分配时予以扣除。

（二）资金管理

各区（市）县要加强临时救助资金管理，专款专用，专账核算。各区（市）县民政部门、镇人民政府（街道办事处）要设立临时救助资金专账，用于办理临时救助资金的核拨、支付和发放业务，并设立临时救助资金明细台账。涉及直接发放临时救助金的村（居）民委员会也要设立临时救助资金明细台账。临时救助资金的使用情况接受社会监督。

建立临时救助备用金制度。各区（市）县民政部门、财政部门根据各镇（街道）人口数量，按照不低于人均 1 元的标准预拨临时救助备用金至镇人民政府（街道办事处），并给予村（居）民委员会一定使用额度，用以发放急难型救助和小额救助。镇人民政府（街道办事处）备用金使用情况应报区（市）县民政部门备案。

（三）绩效管理

各区（市）县民政、财政部门要建立项目预算绩效管理体系，对临时救助资金实施全过程绩效管理。按照定量与定性相结合的方式，科学编制项目绩效目标，细化绩效指标，并对绩效运行、项目管理和绩效目标的执行情况进行动态监控，对项目执行中偏离绩效目标的项目采取措施进行整改。项目执行完成后，区（市）县民政部门牵头组织对项目的资金使用情况、目标实现情况、资金使用效益等进行自评，并向市民政局和本级财政部门报送资金绩效评价报告。资金绩效评价结果作为制定政策、改进预算管理、编制以后年度资金分配方案的重要依据。

五、工作要求

（一）经办人员应当对在调查、审核、审批过程中获得的涉及申请对象的信息予以保密，不得向与救助工作无关的任何组织或个人泄露公示范围以外的信息。临时救助获得者是未成年人的，无需公示其信息。

经办人员滥用职权、玩忽职守、徇私舞弊造成严重后果的，根据国家相关规定给予行政处分；构成犯罪的，依法追究法律责任。经办人员按规定程序尽职完成调查，作出临时救助审批决定后，由于申请对象故意隐瞒、欺骗等原因导致将不符合条件人员纳入临时救助范围的，免予追究经办人员相关责任。运用紧急程序，实施先行救助后，在补充资料过程中发现申请对象经济状况或生活状况不符合条件的，免予追究经办人员相关责任。

（二）申请对象应当如实提供申请信息，并配合民政部门依法开展调查工作。申请对象冒名顶替、伪造身份信息、隐瞒家庭经济和生活状况，骗取临时救助的，一经查实，立即取消救助资格，并追回所骗钱款，构成犯罪的，依法追究法律责任。

本通知自2022年1月1日起施行，有效期5年。《成都市民政局 成都市财政局关于健全社区快速救助制度的通知》（成民发〔2018〕3号）同时废止。

附件 1

临时救助申请诚信告知书

根据《成都市民政局 成都市财政局关于进一步完善困难群众临时救助制度的通知》（成民发〔2022〕3号）等文件规定，现就申请临时救助有关事项告知如下。

一、申请急难型临时救助可以采取签署承诺书的方式代替提交相关证明材料。申请人采取承诺制代替证明材料的，应签署《临时救助申请承诺授权书》。在急难情况缓解后20个工作日内主动完善相关申请及审批手续。

二、申请人应如实向经办机构申报本人、共同生活家庭成员及法定赡（扶、抚）养人收入、财产信息，签署《临时救助申请承诺授权书》，对信息真实性、完整性作出承诺，并授权社会救助机构、区（市）县民政部门在审核确认期间和享受临时救助期间对申请人及家庭成员的收入和财产信息进行动态核验。

三、申请人提交的家庭所有成员签名的《临时救助申请承诺授权书》，由本人及家庭成员承担相关责任。

四、对无法核实的信息，以及曾在低保等社会救助中存在虚假申请行为的人员，经办机构可要求申请人按规定程序办理，申请人应当予以配合。

五、申请人采取虚报、隐瞒、伪造等手段，骗取社会救助资金、物资或者服务的，将按程序停止社会救助，追回非法获取的救助资金、物资，并视情况进行行政处罚。

接受告知人：

年　月　日

附件 2

临时救助申请承诺授权书

本人姓名 ________（身份证号码：________________________）现申请临时救助，本人及家庭成员现就申请临时救助作出如下承诺、授权。

一、本人具有完全民事行为能力，申请临时救助代表本人及家庭成员的意愿。

二、本人及共同生活家庭成员申请以承诺方式代替提交以下材料：

1. 婚姻状况	□	2. 疾病证明	□
3. 残疾证明	□	4. 房产证明	□
5. 房屋租赁协议	□	6. 土地承包经营证明	□
7. 就业收入证明	□	8. 就学证明	□
9. 其他证明______	□		

三、本人及共同生活的其他家庭成员授权、委托临时救助审核、审批机关及其指定的收入核对机构对本家庭成员（含法定赡、抚、扶养关系成员）的收入和家庭财产情况的相关信息进行核对，包括但不限于入户调查和到公安、人社、住建、交通、市场监管、税务、规划和自然资源、公积金中心、银行、

保险、证券等部门、机构进行核查和信息比对。授权有效期从本人提出申请之日起至确定申请材料齐备之日止。并自愿接受、配合工作人员入户调查、民主评议等工作。

四、本人及家庭成员已了解并愿意遵守社会救助和核对政策规定，所提供的全部信息真实、完整，愿意接受有关部门调查，如虚报、隐瞒、伪造申请材料骗取救助，本人及其他共同生活家庭成员愿意接受相关行政处罚，并自愿承担相应法律责任。

申请人：

其他家庭成员：

年　月　日

备注：申请人签署《临时救助申请承诺书》需同时提供身份证复印件，身份证遗失的需现场采集本人免冠近身照片。

成都市残疾人联合会 成都市民政局 成都市财政局 成都市医疗保障局 国家税务局成都市税务局《关于资助残疾人参加城乡居民基本医疗保险和大病互助补充保险的通知》

四川天府新区社区治理和社事局、财政金融局，成都东部新区党群工作部、财政金融局，成都高新区社治保障局、财政金融局，各区（市）县残联、财政局、税务局、民政局、医保局：

为贯彻落实《成都市城乡居民基本医疗保险暂行办法》（成都市人民政府令第155号）、《成都市人民政府关于〈成都市大病医疗互助补充保险办法〉的通知》（成府发〔2009〕52号）、《成都市人民政府关于调整城乡居民基本医疗保险、大病医疗互助补充保险及重特大疾病医疗保险有关政策的通知》（成办函（2019）79号）、《成都市人民政府关于深化长期照护保险制度试点的实施意见》（成府发〔2020〕16号）等文件精神，切实做好我市残疾人参加城乡居民基本医疗保险、大病医疗互助补充保险、重特大疾病医疗保险及长期照护保险工作，更加精准地帮扶残疾人，降低"因病致贫、因病返贫"风险，切实保障残疾人病有所医。现将我市资助残疾人参加医疗保险有关事项通知如下：

一、资助对象

（一）本市持有《中华人民共和国残疾人证》（以下简称《残疾人证》）的精神、智力类残疾人（多重残疾人中含精神、智力类）和其他类别的一、二级重度残疾人；

（二）本市持有《残疾人证》的残疾学生儿童，经民政认定的低保边缘残疾人家庭中的学生儿童；

（三）“阳光救助”对象中的重性精神病患者。

已按相关规定接受其他部门资助的残疾人、残疾学生儿童及残疾人家庭学生儿童，不再作为残联的资助对象。

二、资助标准

（一）城乡居民基本医疗保险

残联按市医保局每年核定的成年人基本医疗保险高档缴费标准，全额资助成年残疾人参加城乡居民基本医疗保险（含长期照护险）；按市医保局核定的学生儿童缴费标准资助符合条件的学生儿童参加城乡居民基本医疗保险（含大病医疗互助补充保险）。

（二）大病医疗互助补充保险

由残联资助参加城乡居民基本医疗保险，且自愿参加大病医疗互助补充保险的残疾人，残联按不低于 30% 的缴费标准予以资助。

（三）重特大疾病医疗保险

残联按照市医保局每年核定缴费标准和相关规定，全额资助参加重特大疾病医疗保险，并享受重特大疾病医疗保险待遇。

三、资金筹集及相关要求

（一）资助残疾人参加医疗保险所需资金由各区（市）县纳入公共财政预算予以保障，并可根据实际情况提标扩面。市级财政给予适当补助，其中成都东部新区、新津区、简阳市、都江堰市、彭州市、邛崃市、崇州市、金堂县、大邑县、蒲江县市级分担 60%，成都天府新区、锦江区、青羊区、金牛区、武侯区、成华区、龙泉驿区、青白江区、新都区、温江区、双流区、郫都区市级分担 30%，成都高新区市级分担 10%。

（二）每年资助参加成都市城乡居民基本个人缴费截止日期按照医保部门规定时间执行。集中筹资期外新增资助对象，按照《成都市人民政府关于调整城乡居民基本医疗保险、大病医疗互助补充保险及重特大疾病医疗保险有关政策的通知》（成办函（2019）79 号）执行。

四、申请审批程序及资助方式

（一）城乡居民基本医疗保险和重特大疾病医疗保险

首次申请补助时，残疾人或者其法定监护人持《残疾人证》向户籍所在地的镇（街道）提出书面申请，填写《成都市资助残疾人参加城乡居民基本医疗保险和大病医疗互助补充保险申请审批表》（附件 1）；核实基本情况后张榜公示；公示 5 个工作日无异议后，汇总填报《成都市残疾人参加城乡居民基本医疗保险花名册》（附件 2 及附件 3），并报区（市）县残联审批。当申请人的基本资料和状况没有发生变化时，逐年审核应从简，具体办法由区（市）县规定。

区（市）县残联将审批确定的资助对象名单，提交同级医保经办机构统一办理参保手续，并按资助标准到税务部门代缴城乡居民基本医疗保险费。

（二）大病医疗互助补充保险

由残联资助参加城乡居民基本医疗保险的残疾人，可自愿参加大病医疗互助补充保险，在医保部门进行参保登记后，按照税务部门确定的缴费渠道进行缴费，缴费后向镇（街道）残联提交大病医疗互助补充保险缴费凭证；镇（街道）汇总填写《成都市残疾人参加大病医疗互助补充保险花名册》（附件 4）报区（市）县残联，资助资金采取"先买后补"的原则，经残联核实后通过"一卡通"发放补贴资金。

五、工作要求

（一）各区（市）县残联要认真做好残疾人参保的相关工作，做好受助条件审核、身份确认、资料收集、参保登记及补助资金发放等工作。

（二）财政部门要会同残联做好资助资金筹集和资助资金使用的监督、管理工作。

（三）税务部门做好城乡居民基本医疗保险费的征收工作。

（四）医保部门负责城乡居民医疗保险的医疗待遇享受。协助税务部门开展城乡居民医疗保险费征缴工作；负责参保登记的业务培训工作；负责医保政策的宣传工作，负责指导参保登记工作。

（五）各区（市）县应加强资金使用的监督管理，按照审计及财政部门要求做好该项目的绩效评估。

六、本意见自 2022 年 1 月 1 日起施行，有效期 5 年。本意见由市残联会同市医保局、市税务局、市财政局负责解释。

《关于资助残疾人参加城乡居民基本医疗保险和大病互助补充保险的通知》（成残联〔2016〕54号）同时废止。

成都市残疾人联合会
成都市财政局
国家税务总局成都市税务局
成都市民政局
成都市医疗保障局
2021年11月26日

附件1

成都市资助残疾人参加城乡居民基本医疗保险和大病医疗互助补充保险申请审批表

参保年度：________年

<table>
<tr><td>姓名</td><td></td><td>年龄</td><td></td><td>性别</td><td></td><td>监护人姓名</td><td></td></tr>
<tr><td>身份证号</td><td></td><td colspan="4">残疾人证号
（本人/父母）</td><td colspan="2"></td></tr>
<tr><td>联系电话</td><td></td><td colspan="4">家庭住址</td><td colspan="2"></td></tr>
<tr><td>参保人员类别</td><td colspan="7">□成年人　□学生儿童　□残疾人家庭学生儿童　□阳光救助</td></tr>
<tr><td>申请险种</td><td colspan="7">城乡居民基本医疗保险标准：
温馨提示：参加城乡居民基本医疗保险后，自愿参加大病医疗互助补充保险的，可享受缴费金额30%的补贴。
本人（监护人）签章：
年　月　日</td></tr>
<tr><td>镇（街道）
意见</td><td colspan="7">（盖章）
年　月　日</td></tr>
<tr><td>区残联
意见</td><td colspan="7">（盖章）
年　月　日</td></tr>
<tr><td colspan="8">备注：</td></tr>
</table>

附件 2

成都市残疾人参加______年度城乡居民基本医疗保险花名册（成年残疾人）

区（市）县残联盖章：________

共有________名成年残疾人参保，缴费标准为________元 / 人 · 年。其中精神类________人，智力类________人，其他类别重度________人。

序号	姓名	性别	残疾人证号	家庭住址	残疾类别			残疾等级
					精神	智力	其他类别	

附件 3

成都市残疾人参加________年度城乡居民基本医疗保险花名册（学生儿童）

区（市）县残联盖章：________

共有______名学生儿童参保，缴费标准为________元 / 人 · 年。其中残疾学生儿童______人，困难残疾家庭学生儿童______人。

序号	姓名	性别	本人身份证号	本人或者父母残疾人证号	家庭住址	人员类别		残疾类别	残疾等级	备注
						残疾学生儿童	残疾人家庭学生儿童			

续表

序号	姓名	性别	本人身份证号	本人或者父母残疾人证号	家庭住址	人员类别		残疾类别	残疾等级	备注
						残疾学生儿童	残疾人家庭学生儿童			

附件 4

成都市残疾人参加________年度大病医疗互助补充保险花名册

区（市）县残联盖章：________

共有________名成年残疾人参保，缴费标准为________元 / 人 · 年。

序号	姓名	性别	残疾人证号	家庭住址	残疾类别	残疾等级	参保档次

成都市民政局 成都市财政局 成都市卫生健康委员会 成都市残疾人联合会关于印发《成都市“精康融合行动”实施方案(2023—2025年)》的通知

各区(市)县民政部门、财政部门、卫健部门、残联:

为进一步贯彻落实《民政部 财政部 国家卫生计生委 中国残联关于加快精神障碍社区康复服务发展的意见》(民发〔2017〕167 号)、《民政部 财政部 国家卫生健康委 中国残联关于开展“精康融合行动”的通知》(民发〔2022〕104号)和《四川省民政厅 四川省财政厅 四川省卫生健康委 四川省残疾人联合会关于印发〈四川省“精康融合行动”实施方案(2023—2025年)〉的通知》(川民规〔2023〕4号)精神,结合我市实际,制定《成都市“精康融合行动”实施方案(2023—2025 年)》,现印发给你们,请抓好贯彻落实。

成都市民政局
成都市财政局
成都市卫生健康委员会
成都市残疾人联合会
2023年11月2日

成都市“精康融合行动”实施方案
(2023—2025年)

为贯彻落实党中央、国务院决策部署,提高精神障碍社区康复服务质量和水平,根据民政部、民政厅精神障碍社区康复服务融合行动(以下简称精康融合行动)实施方案和有关工作要求,特制定本方案。

一、总体要求

（一）指导思想

以习近平新时代中国特色社会主义思想为指导，深入贯彻落实党的二十大精神，坚持以人民为中心，以促进精神障碍患者回归和融入社会，减轻患者、家庭及社会总负担为目标，持续推进精神障碍社区康复服务“两级中心三级网络”建设，着力确保资源投入整合强化、服务内容提质增效，为营造安全、平稳、健康、有序的社会环境贡献力量。

（二）基本原则

密切协作，合力推进。坚持全局观念，发挥民政部门“五社联动”、卫健部门专业支撑、残联组织体系等方面的统筹引导作用，进一步形成工作合力，构建分层指导、上下联动、区域协同的“两级中心三级网络”工作格局。

强化示范，突出引领。坚持示范引领，以点带面，聚焦提高服务可及性、实施精准度、对象覆盖率，引导工作基础好、区域分布均衡、创新特色突出的精神障碍社区康复服务站点（以下简称社区康复站点）发挥引领示范作用，进一步夯实基础能力、增强运行效率。

规范服务，提质增效。坚持需求导向，整合运用各类康复服务资源、先进康复技术和运营管理模式，推进我市精神障碍社区康复服务工作规范落地落实，持续提升康复服务规范化、标准化水平，为康复对象提供全方位、全周期、全过程的康复服务。

完善制度，持续发展。及时总结实践经验和创新做法，修订完善政策制度和措施办法，始终确保社区、社会组织、社会工作者、志愿者和公益慈善资源等作用得到充分发挥，有力促进精神障碍社区康复服务持续健康发展。

（三）主要目标

围绕“布局科学、服务规范、效果显著”的工作目标，按照“注重示范引领、正规服务秩序、弥补短板弱项”的工作思路，用3年时间，建成服务覆盖全市镇（街道）的社区康复站点，基本形成布局设置合理、服务主体组成多元、形式方法多样灵活、转介衔接顺畅有序、管理机制专业规范的精神障碍社区康复服务体系。

第一年（2023年），围绕“服务覆盖年”建设目标，精神障碍社区康复服务主体培育取得显著成效，依托精神障碍社区康复服务国家转介信息平台（以下简称国家转介信息平台），逐步完善社区康复站点和康复对象档案数据。全市社区康复站点服务覆盖60%以上的镇（街道），登记康复对象接受规范服务率达到30%以上。

第二年（2024年），围绕"提质增效年"建设目标，精神障碍社区康复服务形式较为丰富，康复对象疾病复发率、致残率显著降低，生活自理能力、就业能力明显提高，康复对象及照料者接受专业服务的意识和意愿显著增强，社区康复站点综合服务能力明显提质。全市社区康复站点服务覆盖80%以上的镇（街道），每个区（市）县至少建立1个具备社区康复、评估转介、技术培训、服务示范等综合功能的精神障碍社区康复服务示范站点（以下简称社区康复示范站点），登记康复对象接受规范服务率达到45%以上。

第三年（2025年），围绕"长效机制建设年"建设目标，全市精神障碍社区康复服务"两级中心三级网络"持续完善，服务专业性、稳定性、可及性明显增强，社会关爱环境持续向好，社会歧视现象明显减少。全市社区康复站点服务覆盖100%的镇（街道），社区康复站点具有精神（心理）卫生、社会工作、心理健康相关专业学历（资格、知识、技能）的从业人员达30%以上，按照西部领先、全国一流的标准建成3～5个具有成都特色的市级社区康复示范站点，登记康复对象接受规范服务率达到60%以上。

二、主要任务

（一）完善精神障碍社区康复服务"两级中心三级网络"体系行动

1. 完善康复服务体系。将精神障碍社区康复服务纳入我市社会心理服务建设体系，整合精神卫生医疗（福利）、养老服务、未成年人保护、残疾人康复（托养）、社区服务等机构资源，发挥精神（心理）卫生医生、护士、社区精防医生、康复师、社会工作者等专业人才优势，合理布局社区康复站点，健全精神障碍社区康复服务体系。市级技术指导中心重点开展全市范围内的督导、培训、评估和政策研究、制定等工作，区（市）县级技术指导中心及社区康复示范站点重点开展服务协调、服务指导、服务转介、服务示范和引领带动等工作。（责任部门：民政、卫健、残联）

2. 优化基层服务网络。按照有利于满足精神障碍社区康复服务对象需求、交通便利、场所安全、转诊便捷、公用基础设施完善等原则，并根据日间照料和居家支持等不同功能要求，推动社区康复站点场所面积、承载能力、功

能设计、设施配置、人员配备构成等的标准化建设，逐步建立权责清晰、内部制度完备的规范化运行管理机制。（责任部门：民政）

3. 推进城乡融合发展。拓展精神卫生医疗机构、社区卫生服务机构、镇（街道）卫生院等的技术支持和服务辐射范围；引导城市精神卫生优质服务资源到农村开展康复服务，通过驻点帮扶、人才培养、技术指导等方式提升农村地区精神障碍社区康复服务能力和水平；支持探索和推广适合农村地区的精神障碍社区康复服务模式，大力发展成本可负担、效果明显、方便可及的农村地区精神障碍社区康复服务。（责任部门：民政、卫健）

（二）畅通精神障碍治疗与康复双向转介行动

4. 实现转介信息共享。依托国家转介信息平台，实现与严重精神障碍信息系统数据共享。以区（市）县为单位，推进辖区内医疗机构、基层医疗卫生机构、社区康复站点及康复对象需求信息的收集、整合和共享，为康复对象提供及时、高效、便捷的转介服务；开展精神障碍社区康复服务现状摸底调查，完善康复服务基础台账，健全社区康复站点和康复对象信息档案，提高精神障碍社区康复服务精准管理水平，实现精神障碍专业治疗与精神障碍社区康复服务有效衔接。（责任部门：民政、卫健、残联）

5. 建立转介登记机制。根据专业评估和自愿申请的原则，开展转介登记服务。医疗机构对精神障碍患者开展出院康复评估、门诊就诊诊断评估，为符合条件的精神障碍患者及其监护人提供社区康复建议，引导其接受社区康复服务。对有意愿接受精神障碍社区康复服务的严重精神障碍患者，经患者及监护人同意后，医疗机构通过四川省精神卫生服务综合管理平台上传转介信息。精神障碍患者及监护人也可通过医疗机构或社区康复站点自愿提出社区康复申请，经医疗机构或社区康复站点审核评估后在国家转介信息平台登记。低保、特困等民政保障对象需要转介的，区（市）县民政部门及时向市级技术指导中心推送转介对象信息，由市级相关部门统筹协调纳入服务保障。（责任部门：民政、卫健、残联）

6. 完善服务转介机制。社区康复站点应及时接收、处理国家转介信息平台推送的信息。社区康复站点因超出承接能力等原因，需要精神障碍患者等候时间超过 3 个月的，应再次审核申请人意愿等情况，就近转介至其他社区康复站点。社区康复站点应及时协调、组织精神科医生、护士、康复师、社会工作者等专业人员对康复对象进行综合评估，出具康复意见。康复对象离开本地的，原社区康复站点应及时通过国家转介信息平台，将康复对象信息推送至其新居住地的社区康复站点，接续开展社区康复服务。社区康复站点在开展社区康复服务前，应与康复对象及监护人签订知情同意书、服务协议等。医疗机构和社区康复站点应建立信息共享、衔接顺畅、运转有序的双向转介绿色通道，及时满足康复对象医疗、康复双向转介需求。（责任部门：民政、卫健、残联）

7. 健全服务后转介机制。各区（市）县应积极整合就业、社区康复、居家康复等资源，建立用工单位（机构）—社区康复站点—家庭之间的转介机制。社区康复站点应组织专业人员对康复对象的康复效果，包括生活自理、社交、职业（劳动）技能、就业能力（意愿）等情况开展定期转介评估。经评估符合转出条件且有就业需求的，可结合康复对象意愿进行推荐就业或公益性庇护就业；有其他社区康复需求的，转介至相应的社区康复站点；有居家康复需求的，转介至社区，提供面访、送医送药等上门服务，并及时将转介情况在国家转介信息平台登记。严格按照统一的康复评估、康复后转介评估、知情同意、服务协议等方面的标准、程序和示范文本，规范服务转介及签约履约行为。（责任部门：民政、卫健、残联）

（三）提升精神障碍社区康复服务供给能力行动

8. 统筹协调各类服务资源。按照“两级中心三级网络”的布局思路，整合利用社区各类服务机构等场地资源，依托精神卫生医疗（福利）机构、心理健康（精神卫生）防治机构、残疾人服务机构等技术支持，发挥市、区（市）县两级技术指导中心及社区康复示范站点服务协调、人员培训、服务评估、服务转介、服务示范等综合功能，逐步提升精神障碍社区康复服务供给能力。（责任部门：民政、卫健、残联）

9. 加快培育多元市场主体。区（市）县可统筹使用市、区（市）县级资金，加大政府购买服务力度，明确政府购买服务的量化指标，支持提供精神障碍社区康复服务的社会服务机构和企业向规模化、特色化、专业化发展。鼓励社会力量通过公建民营方式参与精神障碍社区康复服务供给。引导口碑好、经验丰富、专业素质强、服务质量高的品牌化社会服务机构发挥联动发展效应。全市重点培育 2 家以上以提供精神障碍社区康复服务为主，专业化程度高、服务能力强、社会影响大的品牌化精神康复社会服务机构。（责任部门：民政、卫健、残联）

10. 丰富完善康复服务内容。社区康复站点常态化开展服药训练、生活技能训练、社交技能训练、职业能力训练、居家康复指导等基础服务，不断丰富完善预防复发训练、躯体管理训练、心理治疗和康复等服务内容。根据儿童、青少年、老年人等不同年龄段康复对象的特殊需求和特点，制定个性化、差异化的康复方案，提高康复服务效果。积极探索运用5G、智能机器人、虚拟现实等信息技术手段，创新构建社区康复服务场景。（责任部门：民政、卫健、残联）

11. 探索发展多样化服务形式。根据康复对象评估情况和个性需求，有针对性地提供日间训练和职业康复服务、居家支持和家庭支援、同伴支持、患者家属专家交流互助等多种形式的精神障碍社区康复服务。积极推行个案管理、小组工作等精准康复服务形式，充分发挥社区康复服务人员在工作中的积极性、主动性和创造性，切实增强服务实效。（责任部门：民政）

（四）培养高素质专业人才队伍行动

12. 积极发挥专业人才作用。建立全市“精康融合行动”专家指导组，广泛开展技术指导、评估督导和培训示范工作，不断提高精神障碍社区康复服务的专业性、规范性。充分发挥高校专家、精神（心理）卫生医生、护士、康复师等专业技术人才作用，加大对社会工作者精神障碍社区康复服务知识和技能的培训力度，培育壮大精神障碍社区康复服务社会工作者队伍。（责任部门：民政、卫健、残联）

13. 强化从业人员督导培训。依托高校、医疗机构、精神障碍社区康复服务机构，指导社区康复站点从业人员按需接受岗前培训、集中培训、督导培训、职业培训等；直接服务人员每年至少接受20小时的专业培训，从事评估转介人员需完成社区康复需求评估能力相关培训。市级指导中心依托自身条件或采取购买服务等方式，建立1个市级见习与实习培训基地，鼓励有条件的社区康复站点与高校联动，建立实务实训基地。卫健部门将社区康复理念、评估和转介列入精神科医师、护士培训和继续教育内容，促进专业治疗和社区康复服务衔接。从业人员年度培训情况纳入项目验收考核和下年度政府购买服务承接条件。（责任部门：民政、卫健、残联）

14. 提高康复人才保障水平。区（市）县要根据实际建立日常岗位服务评价和激励保障制度，对服务规范性好、服务对象和人次多、康复效果好的社区康复站点给予资金倾斜。鼓励承接精神障碍社区康复服务的机构和企业投保雇主责任险，为员工投保意外伤害保险、职业责任保险。通过政策支持、制度保障等多种方式提升精神障碍社区康复服务工作岗位的获得感，努力形成专业人才愿意来、留得住的良好业态。（责任部门：民政）

（五）保障精神障碍社区康复规范服务可持续发展行动

15. 强化政府部门引领推动。民政、卫健、残联等部门要通过统筹现有资源，积极支持"精康融合行动"实施，在政府购买服务、人才引进和培训等方面加大政策扶持力度。推动将精神障碍社区康复服务人才建设纳入精神卫生人才建设体系，不断壮大精神障碍社区康复服务人才队伍。推动残疾人就业促进、困难群体就业帮扶政策更多向精神障碍康复对象倾斜，帮助更多符合条件的康复对象实现就业。（责任部门：民政、卫健、残联）

16. 广泛动员社会力量支持。引导、鼓励爱心企业、慈善组织、基金会设立精神障碍社区康复服务专项基金、开展公益性捐赠和募捐，激发各类企事业单位、组织、人士参与精神障碍社区康复服务公益慈善捐赠的积极性，提高公益慈善资金投入精神障碍社区康复服务可持续发展能力。落实公益慈善捐赠优惠政策，积极引导社会力量支持、参与精神障碍社区康复服务发展。（责任部门：民政、卫健、残联）

（六）优化精神障碍社区康复服务支撑体系行动

17. 明确服务机构功能职责。进一步明确市、区（市）县技术指导中心、社区康复示范站点、社区康复站点功能职责，制定区（市）县技术指导中心、社区康复示范站点、社区康复站点考核、验收标准。市级技术指导中心每年度组织考核、验收并公布考评结果。（责任部门：民政）

18. 联合开展服务过程监督。建立精神障碍社区康复服务联合监督机制，民政、卫健、残联等部门对康复对象台账、服务记录、评估评价和统计报告等运行监管制度和社区康复站点团队管理、服务质量、资金使用等方面开展联合监督。各区（市）县民政部门要通过设立监督电话等方式，畅通康复对象和社会公众监督渠道。（责任部门：民政、卫健、残联）

19. 有效推动规范落实。严格执行《成都市精神障碍社区康复服务规范》，坚持工作日正常开放，不断规范日常康复服务。社区康复站点要制定突发事件处置应急预案，组织应急培训、演练，防范消除安全风险隐患，保障康复对象安全。进一步规范档案资料管理，严格执行保密规定，保障数据信息安全，严密保护服务对象隐私。（责任部门：民政）

20. 发挥社区支持作用。通过社区精神卫健宣传教育、政策宣传等形式，提升精神疾病和社区康复的接受度、参与度，引导社区居民接纳精神障碍患者。加强对社区组织的指导，帮助链接残疾人福利政策、职业康复等社会资源，推动“应保尽保”“应享尽享”“应康尽康”。（责任部门：民政、卫健、残联）

21. 完善综合评价机制。各区（市）县建立第三方评估评价机制，对精神障碍社区康复服务的内容及形式、服务效果、服务对象满意度、业务培训、政策标准的执行、流程制度的制定、康复活动的组织等开展综合评价，进一步规范服务行为、保障服务效果。（责任部门：民政）

三、保障措施

（一）加强组织领导，强化部门协作

各地要建立党委领导、政府负责、部门协作、社会参与的工作机制，统筹协调解决突出问题，整合和集中使用相关部门的资金、政策及设施等资源，确保“精康融合行动”有序推进实施。民政部门要发挥牵头协调作用，科学合理、足额编制资金预算，推进精神障碍社区康复服务“两级中心三级网络”体系建设，加强康复机构培育和社工人才培养，促进精神障碍社区康复服务规范落地落实。财政部门要加强资金保障，市和区（市）县要安排资金用于开展精神障碍社区康复服务工作。卫健部门要将精神障碍社区康复服务纳入心理健康和精神卫生防治体系建设，发挥精神卫生专业资源优势，发挥精神卫生医疗机构、综合医疗机构精神科专业指导作用，提供精神卫生医疗服务和专业技术人才支持，畅通绿色转介通道，促进精神障碍预防、治疗、社区康复有效衔接；推动将服务精神障碍患者的政策、资金、项目等向精神障碍社区康复服务倾斜，鼓励有条件的基层卫生服务机构通过改造服务阵地、增设服务项目等方式开展精神障碍社区康复服务；指导医疗机构将精神障碍患者康复评估情况及建议告知患者及监护人，引导其接受社区康复服务，并将有关信息上传至四川精神卫生服务综合管理平台，实现与国家转介信息平台数据共享。残联要积极反映精神残疾人诉求，维护精神残疾人康复权益，鼓励有条件的残疾人康复机构、残疾人托养机构通过改造服务阵地、增设服务项目等方式开展精神障碍社区康复服务，将精神障碍社区康复服务与残疾人康复、托养、就业等服务共同推进。

（二）强化政策扶持，完善行动布局

要落实好最低生活保障、城乡居民医疗保险、困难群众医疗救助、困难残疾人生活补贴和重度残疾人护理补贴、严重精神障碍患者监护职责以奖代补等政策，积极探索保障支持精神障碍社区康复服务的创新政策，促进“精康融合行动”实施。

（三）细化行动方案，确保落地落实

各区（市）县根据精神障碍社区康复服务工作实际，结合人口分布与地缘实际，进一步细化本地“精康融合行动”工作方案，明确工作任务、阶段目标和工作举措。相关工作进展情况每半年向市民政局报告一次。

（四）加强检查督促，确保工作成效

精神障碍社区康复服务工作已纳入民政重点综合评估项目，各区（市）县要高度重视，加大检查督促力度，采取有力措施推动“精康融合行动”，按照时间节点完成“精康融合行动”目标任务。市民政局将结合工作实际，定期通报各区（市）县“精康融合行动”工作进展情况。同时，市民政局将根据各区（市）县上报材料，适时集中报道、表扬一批基础扎实、示范性强的区（市）县和社区康复站点，促进我市精神障碍社区康复服务持续健康发展。

本方案有效期自发文之日起至 2025 年 12 月 31 日止。